Gerhard Müller

Qigong auf dem Stuhl

Fit und gesund von Kopf bis Fuß

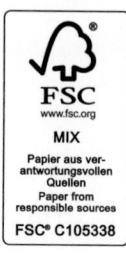

ISBN: 978-3-7386-4820-1
Alle Rechte vorbehalten
Copyright 2015 Gerhard Müller
Zweite Auflage 2017
Herstellung und Verlag: BoD - Books on Demand, Norderstedt
Fotos: Michael Ottenbreit / Gerhard Müller

Inhalt

Vorwort 9

Was ist Qigong? 11

Warum Qigong auf dem Stuhl? 13

Warum Vorbeugen besser als Heilen ist 14

Vorbeugen durch Wahrnehmung, was belastet 15

Eigenverantwortung übernehmen ist der Schlüssel zur
Gesundheit 16

Wertvolle Medizin aus dem Osten für uns Menschen im Westen 17

Nicht anstrengen bringt das beste Ergebnis 19

Täglich Üben statt nach Ausreden suchen 20

Warum Lachen die beste Medizin ist 22

Das Lächeln beim Qigong 23

Gut zu Fuß, ein Leben lang 25

Die Füße – das Fundament des Menschen 27

Venenleiden – Krampfadern 31

Beine und Füße mobilisieren 32

Die Knie stärken und verwöhnen 35

Beckenbodentraining ist mehr als nur
Schwangerschaftsgymnastik 37

Achtsame Bewegung gegen Rückenschmerzen 39

Rückentraining mit Köpfchen 40

Gesunder Lenden- und Brustwirbelbereich 41

Nicht stillsitzen, sondern „bewegt sitzen" 45

Ihr Rücken ist ein Wunderwerk der Natur 47

Schwachstelle Nacken 49

Der Aufbau der Halswirbelsäule 51

Entspannter Schulter- und Nackenbereich leicht gemacht 53

Wirkungsvoll Schultern, Arme und Hände trainieren 58

Nicht nur die Wirbelsäule leidet unter derArbeit am Computer . 62

Yin und Yang, die Welt der Gegensätze 64

Die verlorene Mitte wiederfinden 65

So finden Sie Ihr seelisches Gleichgewicht 67

Geistige Beweglichkeit und körperliche Bewegung sind der beste
Schutz vor Demenz 70

Gehirn- und Augentraining 71

Besserer Blut- und Qi-Fluss ist die Grundlage für Gesundheit
und Wohlbefinden 73
Arme, Hände, Beine und Füße verwöhnen 74
Meridian-Massage-Übung: 75

Die Macht der Gedanken, der Worte und des Glaubens 77
Nutzen Sie die stärkste Heilkraft 79
Die Liebes-Meditation 80
Buchtipps 83

Wichtiger Hinweis

Die Übungen in diesem Buch ersetzen keinen medizinischen, psychologischen oder fachlichen Rat. Sie dienen vor allem der Aktivierung der Selbstheilungskräfte und ersetzen nicht die Diagnose und Behandlung bei einem Arzt oder Heilpraktiker. Wer die Anweisungen befolgen möchte, sollte im Zweifelsfalle erst Rücksprache mit seinem behandelnden Therapeuten halten.

Ich möchte mit meinen Tipps auch nicht zur Selbstbehandlung ernster Krankheiten überreden, dies gehört in die Hände eines erfahrenen Therapeuten, sondern Sie anleiten, für Ihre Gesundheit eigenverantwortlich etwas Gutes zu tun.

Die hier veröffentlichten Ratschläge wurden mit größter Sorgfalt vom Verfasser erarbeitet und geprüft. Eine Garantie kann jedoch nicht übernommen werden. Ebenso ist eine Haftung des Verfassers bzw. des Verlages für Sach- und Vermögensschäden ausgeschlossen

Danksagung

Allen Menschen, die mich lehrten und auf meinem Weg unterstützten, gilt mein Dank. Ganz besonders danke ich Qigong-Großmeister Qingshan Liu, Frau Wang Li, Großmeister Li Zhi-Chang und Master Mantak Chia, bei denen ich lernen durfte. Ich danke außerdem Sarah De Heyn, Vera Fritz, Ingrid Federer, Sandra Ries und Edith-Johanna Schumann, die mich bei der Entstehung dieses Buches unterstützten. Vor allem danke ich meinen Qi Gong-Schülern, von denen ich all die Jahre viel lernen durfte.

Achte auf diesen Tag,

denn er ist Leben,

das wahre Leben des Lebens.

In seiner kurzen Spanne

liegen alle Wirklichkeiten und Wahrheiten

der Existenz verborgen,

das Wunder des Wachstums,

die Herrlichkeit des Handelns,

die Freude am Ausdruck der Kraft.

Denn Gestern ist nichts als eine Erinnerung.

Und das Morgen ist nur eine Vision,

aber das Heute in Liebe und Güte gelebt,

wandelt jedes Gestern in eine Erinnerung des Glücks

und jedes Morgen in eine Vision der Hoffnung.

Darum achte gut auf diesen Tag

und lebe ihn mit Freude!

(Sanskrit-Hymne)

Vorwort

Über 30 Jahre lang war ich als Kunsthandwerker (Stahlgraveur) tätig. Täglich musste ich bei höchster Konzentration durch ein Mikroskop schauen und die allerfeinsten Gravuren ausführen. Das lange, bewegungslose Sitzen nimmt einem, im wahrsten Sinne des Wortes, der Rücken krumm. Verspannungen und Rückenbeschwerden sind vorprogrammiert. Die Schultern und der Nacken waren chronisch verspannt, ich litt unter starken Rücken- und Kopfschmerzen, ein Problem, unter dem rund 80 % der berufstätigen Bundesbürger zumindest hin und wieder leiden. Daraufhin suchte ich bei etlichen Ärzten Hilfe, musste aber feststellen, dass alle Therapieerfolge nur von kurzer Dauer waren. Nach ein paar Tagen oder Wochen Beschwerdefreiheit waren die Schmerzen wieder unerträglich.

Damals wurde mir klar, dass ich für meine Gesundheit selbst verantwortlich bin, und ich selber etwas dafür tun kann und auch tun muss. Ich suchte also einen effektiven Weg zur Gesundung sowie eine Methode zu einer dauerhaften Heilung. Über viele Jahre probierte ich Einiges aus, stemmte Gewichte in der „Muskelschmiede", erlernte Qigong, Tai Chi, Yoga, die Fünf Tibeter, Bioenergetik, Muskelentspannung nach Jakobson, Autogenes Training, Rückenschule, usw.

Nachdem ich ein paar Jahre lang Erfahrungen in vielen Richtungen sammelte, entschied ich mich für Qigong als die beste Möglichkeit zur Selbsthilfe. Die Gründe:

- Qigong hat eine lange Tradition und ist somit über Jahrtausende erprobt.
- Qigong stärkt den Rücken und löst Verspannungen in Schulter, Nacken und Kopf.
- Qigong ist eigenverantwortlich zu jeder Zeit mit geringem Zeitaufwand zu praktizieren.
- Qigong aktiviert die Selbstheilungskräfte des Körpers.
- Qigong vermehrt die Lebenskraft und Lebensfreude.
- Qigong ist für jedermann geeignet, egal ob dick oder dünn, alt oder jung. Es wird keine sportliche Fitness vorausgesetzt.
- Qigong ist eine gute Methode zur Vorbeugung.
- Qigong ist leicht zu erlernen.

- Qigong ist besonders geeignet für all jene, die nicht aktiv Sport treiben. Wer vorbeugend täglich 10 bis 20 Minuten Qigong praktiziert, leistet einen wertvollen Beitrag zur eigenen Gesundheit und zu einem besseren Wohlbefinden.

Inzwischen habe ich mein Hobby zum Beruf gemacht und bin hauptberuflich als Qigong-Lehrer tätig. In meiner „Mobilen Qigong-Schule" habe ich seither viele Tausend Menschen unterrichtet.

Mein Vorschlag: Probieren Sie zuerst einmal nur eine Übungsserie über einen Zeitraum von ein paar Wochen aus. Sie werden spüren, dass es Ihnen gut tut. Ich selber habe mich durch tägliches Training selber geheilt. Heute fühle ich mich körperlich, geistig und seelisch wesentlich besser als vor 20 Jahren.

Mögen auch Sie Ihr Leben glücklich und gesund genießen.

Wissen ist ein Schatz, der seinen Besitzer überall hin begleitet.
(Chinesisches Sprichwort)

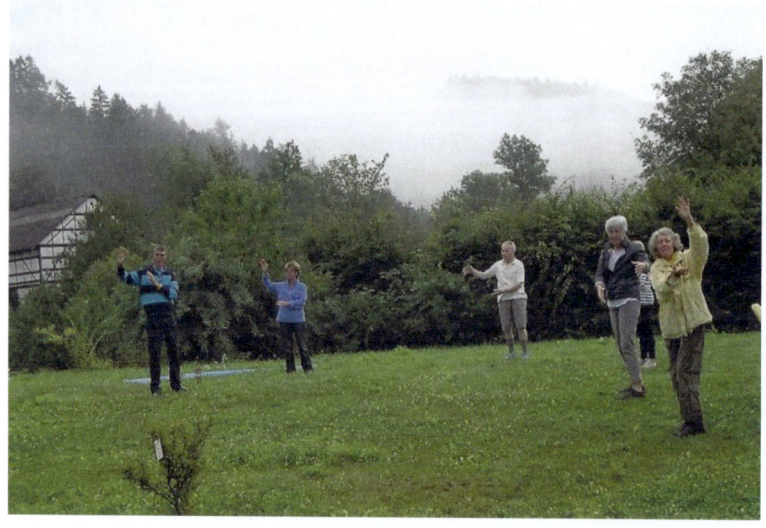

Was ist Qigong?

Wer regelmäßig Qi Gong übt,
erwirbt sich die Geschmeidigkeit eines Babys,
die Robustheit eines Holzfällers
sowie die Weisheit des Alters.
(Chinesische Weisheit)

Qigong (sprich: Tschi Gung) ist die traditionelle Kunst zur Aktivierung der Lebensenergie (Qi), die in China seit Jahrtausenden zur Erhaltung der Gesundheit und Selbstheilung eingesetzt wird. Ihre wohltuenden Wirkungen werden auch hier im Westen mehr und mehr geschätzt. Die langsamen, fließenden und sanften Bewegungen, die bei aufrechter, natürlich entspannter Körperhaltung ausgeführt werden, harmonisieren die Atmung sowie die Funktion der inneren Organe; die Durchblutung wird gesteigert und körperliche Verspannungen werden abgebaut. Bewegungsmangel oder einseitige Körperbelastungen werden ausgeglichen, körperliches und psychisches Wohlbefinden, Gesundheit und Vitalität werden gesteigert. So werden Körper und Geist widerstandsfähiger gegen Krankheiten und Störungen aller Art.
Der Begriff Qigong setzt sich aus den beiden Schriftzeichen „Qi" und „Gong" zusammen. „Qi" steht für Lebensenergie, die nach chinesischer Auffassung nicht nur den Menschen, sondern alles Lebendige auf Erden und im Universum durchdringt. „Gong" heißt so viel wie Können, Geschicklichkeit oder Arbeit. Qigong ist also Energiearbeit und das bedeutet, die Fähigkeit zu erlangen, seine eigene Lebenskraft bewusst zu mehren und frei fließen zu lassen.
Qigong ist weiterhin ein übergeordneter Sammelbegriff für alle energetischen Übungsformen, die auf geistiger Konzentration, tiefer gleichmäßiger Atmung sowie auf harmonischen Bewegungsabläufen aufbauen. Die sanften Übungen werden vor allem als Hilfe zur Selbsthilfe betrachtet, als aktiver Beitrag zur Gesunderhaltung oder zum Genesungsprozess.
Qigong ist eine sehr alte Bewegungskunst, deren Wurzeln bis tief in die Menschheitsgeschichte hinabreichen. Selbst auf uralten Höhlenzeichnungen finden sich erste Zeugnisse von einfachen Übungen. Es waren vor allem Mönche und Einsiedler, die Qigong zur Unterstützung ihrer körperlichen und geistigen Gesunderhaltung entwickelten. Über Jahrtausende hinweg wurde dieses Wissen streng gehütet, stetig weiterentwickelt und nur an wenige

11

auserwählte Schüler weitergegeben. Da China ein großes Land ist, entwickelten sich über die Zeit unzählige Variationen von Übungen. Diese Vielfalt spricht für eine lebendige Tradition. Als „Geheimlehre" war Qigong jedoch bis 1950 nur einer kleinen Gruppe von Menschen zugänglich.

Erst mit der Machtübernahme der kommunistischen Partei erprobte man in kleinen Projekten, Qigong als Therapiemethode einzusetzen. Da diese Versuche sehr erfolgreich waren, begann man Mitte der 50er Jahre mit groß angelegten klinischen Studien und war sehr erstaunt über die guten Erfolge, selbst bei schweren Erkrankungen. Erst in dieser Zeit wurde der Name Qigong gebräuchlich, vorher fasste man die Übungen unter „Yangshen" (Techniken zur Lebenspflege) oder „Tuna" (Altes ausstoßen und Neues aufnehmen) zusammen. Während der Kulturrevolution (1966 bis 1969) erlitt die Bewegung einen Rückschlag, da man glaubte, alle alten Werte beseitigen zu müssen. Doch einige Jahre später setzte der Siegeszug ein, die Medien berichteten über sensationelle Heilerfolge und Qigong breitete sich in China als Massenbewegung aus.

Heute erlebt Qigong eine Blütezeit. Das in der Vergangenheit streng gehütete Wissen ist jedem interessierten Menschen zugänglich. Inzwischen hat auch der Westen den Wert dieser Methode entdeckt, so dass ab 1988 der erste chinesische Qigong-Lehrer in Deutschland unterrichtete. War es noch vor wenigen Jahrzehnten unmöglich, diese Methode in Europa zu erlernen, so bieten heute eine große Anzahl Qigong-Lehrer ihre Dienste an.

Zu Beginn der 90er Jahre wurde die Deutsche Qigong Gesellschaft (DQGG) gegründet, die dafür Sorge trägt, dass gut ausgebildete Lehrer unterrichten. Diese von der DQGG anerkannten Lehrer und Übungsleiter, müssen über eine besondere Qualifikation verfügen sowie regelmäßige Weiterbildungsmaßnahmen nachweisen.

Man darf etwas nicht automatisch bezweifeln,
weil man es sich nicht gleich erklären kann.
(Winston Churchill)

12

Warum Qigong auf dem Stuhl?

Bei manchen Leserinnen und Lesern mag die Vorstellung, Qigong auf einem Stuhl zu praktizieren, Verwunderung auslösen, denn in China wird Qigong meistens in einem Park geübt. Für uns Menschen im Westen stehen jedoch andere Dinge im Vordergrund als in China. Z. B. die Bewältigung des Alltags mit Arbeit, Stress und häufig Überlastung, aber auch die Hilfe bei kleineren und größeren Beschwerden. Nicht zu vergessen ist auch die Unterstützung bei der persönlichen geistig-seelischen Weiterentwicklung.

Die meisten Übungen sind sehr einfach zu erlernen und können in vielen Alltagssituationen angewandt werden. Am besten ist der frühe Morgen, aber auch in den Arbeitspausen, im Bus, Zug, an der Bushaltestelle usw. So können Sie auch lästige Wartezeiten sinnvoll nutzen.

Alle Übungen sind aber auch so konzipiert, dass sie auch im Stehen ausgeführt werden können. Besonders Menschen mit überwiegend sitzender Tätigkeit empfehle ich, Qigong im Stehen auszuführen. Denn ohne großen Platzbedarf kann in den Pausen des Büroalltags direkt am Schreibtisch oder in einer ruhigen Ecke im Büro geübt werden.

In den letzten 25 Jahren habe ich bei vielen chinesischen Meistern und Großmeistern die Kunst des Qigong erlernen dürfen. Die allermeisten Übungen wurden im Stehen durchgeführt. Oftmals haben wir von morgens um 7:00 Uhr bis abends um 19:00 Uhr trainiert, zwar mit Essenspausen, aber doch meist mit 60- bis 90-minütigen Übungseinheiten. Später habe ich dann in meiner selbstständigen Praxis erfahren, dass viele meiner Teilnehmer/innen nicht in der Lage sind, eine bis anderthalb Stunden lang zu stehen; denn viele meiner Seminarteilnehmer gehören der Gruppe Ü-60 an und leiden an diversen Beschwerden. Besonders das lange Stehen wird für viele zur Qual. So habe ich schon seit Langem Übungseinheiten „Qigong auf dem Stuhl" in den Unterricht integriert. Diese Übungen sind eine Bereicherung für alle Menschen, die auf den Stuhl angewiesen sind. Sie sind senioren- und behindertengerecht.

Wenn du erkennst, dass es dir an nichts fehlt,
gehört dir die ganze Welt.
(Laotse)

13

Warum Vorbeugen besser als Heilen ist

Vorbeugen und die Gesundheit erhalten – anstatt Krankheit zu heilen – ist seit Jahrtausenden das wichtigste Bestreben der **T**raditionellen **C**hinesischen **M**edizin (TCM). Um dieses Ziel zu erreichen, haben sich verschiedene Maßnahmen bewährt: die Akupunktur, die Ernährung nach den Fünf Elementen, die Kräuterheilkunde, Tai Chi sowie Qigong. Jedoch wurde Qigong nicht wie ein Arzneimittel für eine bestimmte Zeit „verordnet", sondern vorsorgend, zur Lebenspflege und Langlebigkeit, ausgeführt. Im Klassiker der TCM, dem „Gelben Kaiser" aus dem 2. Jahrhundert v. Chr. heißt es:

Dinge wahrzunehmen, ist der Keim der Intelligenz.

Sicherlich kennen Sie die Lebensweisheit *„Gesundheit ist nicht alles, aber ohne Gesundheit ist alles nichts".* Solange es uns noch einigermaßen gut geht, machen wir uns nur keinerlei Gedanken um das Thema gesunde Lebensführung, aber im Krankheitsfall spüren wir schmerzhaft, wie kostbar unsere Gesundheit ist. Lassen Sie es nicht so weit kommen. Übernehmen Sie selber die Verantwortung für Ihr Wohlergehen.

Eine der wichtigsten Fähigkeiten, die wir durch regelmäßiges Qigong-Training erreichen, ist das Spüren, das Wahrnehmen. Wenn wir wahrnehmen (als wahr annehmen), dass uns dies oder jenes nicht gut tut, können wir unser Verhalten ändern.

Wenn wir lernen, uns wirkungsvoll zu entspannen, dann spüren wir auch, wenn wir verspannt sind. Der Schmerz ist die Sprache unseres Körpers und seiner Seele. Wenn die Seele leidet, dann schickt sie uns als Botschaft: Schmerz.

Wir unterschätzen oft noch die Reaktion unserer Seele auf Stress und Überlastung, doch der Körper spiegelt deutlich inneren und äußeren Druck wider. Sind wir gestresst, neigen wir zu einer verkrampften Haltung und der Schmerz ist vorprogrammiert. Wenn die Hals- und Nackenmuskulatur verspannt ist, zeugt dies vielleicht auch von einer gewissen „Hartnäckigkeit", Starrköpfigkeit und Unbeweglichkeit des Menschen. Aber auch alles, was wir uns auf die Schultern laden – oder laden lassen – drückt und wird irgendwann zur Last.

Erst dann zu behandeln,
wenn sich eine Krankheit zeigt, ist genauso
als würde man mit dem Graben eines Brunnens beginnen,
wenn man durstig ist.
Kommt diese Aktion dann nicht zu spät?
(Alte Überlieferung)

Vorbeugen durch Wahrnehmung, was belastet

Ich gehe davon aus, dass der Mensch sich in den meisten Fällen selbst helfen kann, wenn er die richtigen Methoden kennt:

- Hören Sie frühzeitig auf die Warnsignale Ihres Körpers.
- Praktizieren Sie möglichst täglich ein paar Qigong-Übungen.
- Vermeiden Sie das, was belastet.
- Ändern Sie krank machende Gewohnheiten.
- Meiden Sie risikoreiche (halsbrecherische) Sportarten.
- Tun Sie das, was Sie glücklich macht.
- Gehen Sie mit Ihrem Körper liebevoll und achtsam um.
- Nehmen Sie sich täglich etwas Zeit für Ihre persönlichen Belange.
- Üben Sie sich auch in der edlen Kunst des Nichtstuns.
- Gönnen Sie sich hochwertige, naturbelassene und vollwertige Nahrung.
- Gehen Sie, wann immer es möglich ist, in die Natur. Die Natur heilt.
- Nehmen Sie sich und das Leben nicht so tierisch ernst.
- Beginnen Sie den Tag mit einem Lächeln.

Die Zeit, die du dir nicht für deine Gesundheit nimmst,
nimmt sich irgendwann die Krankheit.
(Chinesisches Sprichwort)

Eigenverantwortung übernehmen ist der Schlüssel zur Gesundheit

Durch das Praktizieren von Qigong übernehmen Sie selber die Verantwortung für Ihr Leben und Ihre Gesundheit, Sie geben diese nicht ab an den Arzt oder Heiler. Dies ist ein wichtiger Schritt, denn in vielen Untersuchungen wurde belegt, dass die Übernahme der Eigenverantwortlichkeit einen bedeutenden Faktor im Heilungsprozess darstellt. Durch eine aktive Mithilfe des Patienten ist der Erfolg der meisten Therapien bedeutend größer als ohne diese innere Einstellung. Wer über viele Jahre hinweg unter Beschwerden leidet, kann durch eine Veränderung seiner krankmachenden Lebensgewohnheiten weit mehr zur Genesung beitragen als durch das bloße Einnehmen von ein paar Pillen.

In der westlichen Medizin betrachtet man immer noch den menschlichen Körper als eine Maschine. Wenn ein Teil davon defekt ist, wird dieses repariert oder durch ein Ersatzteil ausgetauscht. Das Denken ist von einem mechanischen Lebensbild geprägt. Dem ursprünglichen östlichen Denken ist diese Sicht fremd. Körper und Geist werden als eine unzertrennliche Einheit betrachtet, die sich gegenseitig unterstützt. So gesehen können wir eine tiefgreifende ganzheitliche Gesundheit nur erlangen, wenn auch der seelische Zustand verbessert wird. Es muss immer der ganze Mensch behandelt werden, das Austauschen eines Organs alleine reicht als Maßnahme nicht aus.

Jeder ist selbst sein bester Heiler. Damit der Körper sich selber helfen kann, braucht er vor allem Ruhe und Zeit. Doch Zeit scheint heute eine Mangelware zu sein. Wir sollten uns aber täglich genügend Zeit zur Ruhe, Entspannung oder zur Genesung reservieren. Ansonsten stiehlt uns die nächste Krankheit die Zeit, und dies ist stets die schmerzhafte Variante des Lernens.

Nichts ist für unsere körperliche und seelische Gesundheit wichtiger, als einen Gegenpol zum Stress zu schaffen. Ausgleichend wirkt vor allem der entspannende Kontakt mit der Mutter Natur. Nichts leisten müssen, keine Rekorde aufstellen, die Seele baumeln lassen, träumen, nach den Wolken schauen, die Sonne und den Wind auf der Haut spüren. Freizeit sollte der Regeneration dienen, „sinnvoll" sein, schöne Erlebnisse vermitteln und trainierende Elemente „aktiver Erholung" mit einschließen.

Wertvolle Medizin aus dem Osten für uns Menschen im Westen

Der Arzt der Zukunft wird keine Medizin mehr verabreichen,
sondern seine Patienten vielmehr dazu anregen,
sich für den menschlichen Körper,
für Ernährung und für die Ursachen und
Prävention von Krankheiten zu interessieren.
(Thomas Alva Edison, amerikanischer Erfinder)

Um die Wirkungsweise sowie den geistigen Hintergrund von Qi Gong besser zu verstehen, ist es notwendig, dass wir uns an dieser Stelle etwas näher mit der Traditionellen Chinesischen Medizin befassen. Die Erkenntnisse dieser Heilkunde sind auch für uns westliche Menschen eine Bereicherung und sinnvolle Ergänzung zur Schulmedizin.

Vor über 5000 Jahren – zu einer Zeit, in der in Europa von Zivilisation noch keine Rede war – entwickelte sich in China bereits eine Hochkultur. Seither sieht die TCM den Menschen eingebunden in die kosmische Ordnung und ist somit eine ganzheitliche Methode. Der menschliche Körper wird als ein zusammenhängendes System betrachtet, in dem alle Organe und Körperteile durch Energiebahnen (Meridiane) miteinander verbunden sind. Gesund und vital ist der Mensch, wenn sich alle Energien in einem harmonischen Gleichgewicht befinden. Dieses Gleichgewicht erlangt der Mensch durch eine entsprechende Lebensweise, wobei der Zustand des Glücks in einer Harmonie zwischen Mensch und Natur erreicht wird.

Der beste Arzt vermeidet Krankheiten,
der mittelmäßige Arzt behandelt
die sich entwickelnden Krankheiten,
und der schlechte Arzt behandelt
die ausgebrochenen Krankheiten.
(Aus dem Huang Di Nei Jing, ca. 2590 v. Chr.)

Bereits im alten China hat man erkannt, dass eine ausgeglichene Lebensführung und die Vorbeugung den wichtigsten Schritt zur Gesundheit darstellen. Die Eigenverantwortlichkeit spielt dabei eine große Rolle. Jeder Mensch ist stets selber verantwortlich für sein Wohlergehen. Es geht in erster Linie nicht um die Bekämpfung von Krankheit und Leid, sondern um deren Vermeidung, wobei auch eine positive Geisteshaltung eine große Rolle spielt. Der große Erfolg, den die TCM in den letzten Jahren auch in Europa hat, hängt unter anderem auch damit zusammen, dass nicht das Krankheitssymptom unterdrückt, sondern der ganze Mensch, also Körper, Geist und Seele, behandelt wird.

Die chinesische Medizin erregte etwa ab dem 17. Jahrhundert auch in Europa Aufsehen, denn sie behandelte bereits seit Jahrhunderten Pocken und wandte chirurgische Eingriffe, wie etwa Schädelöffnungen, an. Später erhielt die TCM den Ruf der Rückständigkeit, weil sie weiterhin in der Tradition verhaftet blieb. Einen Ausweg sah das moderne China in der möglichst schnellen Übernahme der westlichen Medizin. Was Jahrtausende lang erfolgreich gewachsen und erprobt war, hatte plötzlich keinen Wert mehr.

Natürlich ist in der chinesischen Medizin nicht alles besser als in unserer modernen Medizin, und wir sollten uns davor hüten, ihr überirdische Heilkräfte beizumessen oder sie heilig zu sprechen. Die TCM hat ihre Grenzen, auch ihre Schwächen, aber beide Systeme (TCM und moderne Medizin) können voneinander profitieren. Im heutigen China bemühen sich daher asiatische und westliche Ärzte gemeinsam, beide Heilkünste sinnvoll zu vereinen.

Laufe nicht der Vergangenheit nach
und verliere dich nicht in der Zukunft.
Das Leben ist jetzt.
(Buddha)

Die Meridiane, unsere körpereigehen Energiebahnen

Qigong ist – wie z. B. auch die Akupunktur – ein Teil der Traditionellen Chinesischen Medizin. In der TCM geht man von der Vorstellung aus, dass in den Meridianen, den körpereigenen Energiebahnen, die Lebenskraft Qi vermehrt fließt. Solange diese Energie frei fließen kann, ist der Mensch gesund. Mangel an Qi oder Stauungen des Energieflusses beeinträchtigen das Wohlbefinden oder führen zu Krankheiten. So wird z. B. jeder Schmerz als Zeichen dafür angesehen, dass eine Energieblockade vorliegt. Wird die Blockade gelöst, verschwindet der Schmerz.

18

Nicht anstrengen bringt das beste Ergebnis

Viele klettern so schnell,
dass sie gar nicht merken,
dass sie auf den falschen Berg gestiegen sind.
(Buddhistische Weisheit)

Die in diesem Buch vorgestellten Übungen sind so einfach konzipiert, dass sie bei achtsamer Ausführung für jeden Menschen hilfreich sein können. Der häufigste Fehler, den Anfänger begehen, ist das Sich-anstrengen. Anstrengung und verbissenes Üben schaffen Anspannung, sind also kontraproduktiv. Ich beobachte oft, dass Seminarteilnehmer mit zu viel Kraftaufwand ans Werk gehen. Viele Menschen – besonders Männer – glauben, nur mit Anstrengung etwas erreichen zu können. Sie sollten sich jedoch immer nur ganz langsam, im Wohlfühlbereich, bewegen. Nie gegen Widerstände wie Schmerzen agieren. Bedenken Sie: Immer wenn Sie liebevoll handeln, das heißt, sich einer Tätigkeit mit voller Achtsamkeit zuwenden, wird diese Handlung zu einem Erfolg führen.

Hast du es eilig, so mache einen Umweg.
(Aus Japan)

In meiner langjährigen Praxis als Übungsleiter habe ich noch nie Teilnehmer dazu aufgefordert, sich schneller zu bewegen. Dagegen fordere ich in jedem Seminar zur Langsamkeit auf. In der Langsamkeit liegt die wahre Heilkraft, denn es ist leichter, in einer Zeitlupenbewegung bewusst zu bleiben, als bei einem 100-Meter-Sprint. Also lassen Sie sich Zeit und vor allem: Genießen Sie diese Zeit. Nehmen Sie den Körper bewusst wahr, konzentrieren Sie sich auf die Bewegung, auf den Rhythmus und schalten Sie ab von den Alltagsdingen. Je achtsamer und bewusster Sie agieren, desto heilsamer wirkt Qigong.

Langsames Reisen hat den Vorteil,
dass die Seele Schritt halten kann.
(Unbekannt)

Täglich Üben statt nach Ausreden suchen

Es ist nicht wenig Zeit, die wir haben;
sondern es ist viel Zeit, die wir nicht nutzen.
(Seneca)

Die beste Zeit für das tägliche Training ist frühmorgens, direkt nach dem Aufstehen. Dies ist die wichtigste Zeit des Tages. Wer den Tag positiv beginnt, wird auch einen guten Tag erleben. Einfach den Wecker eine Viertelstunde früher stellen genügt, und schon ist die Zeit da. Wer morgens Probleme mit dem Aufstehen hat, kann das Training natürlich auch abends nachholen. Die Erfahrung zeigt aber, dass dies eher von Nachteil ist. Nach einem langen Arbeitstag fällt es vielen schwer, sich abends noch für das Üben zu begeistern; unser Geist ist dann sehr kreativ im Erfinden von Ausreden. Auch kreisen die Gedanken dann oft noch um Tagesereignisse, das Abschalten fällt schwer und somit wird die Konzentration auf den Übungsablauf verhindert.

Das tägliche Praktizieren der Qigong-Lockerungsübungen ist keine verlorene Zeit. Sie ersparen sich dadurch vielleicht den einen oder anderen Weg zum Arzt oder in die Apotheke, ganz zu schweigen von den dadurch entstehenden Kosten. Wenn es Ihnen gelingt, mindestens einen Monat lang mit dem Training durchzuhalten, werden Sie feststellen, dass sich Ihr Leben positiv verändert.

Mit Qigong am Morgen tanken Sie Energie für den Tag und erhöhen somit die Leistungsfähigkeit. Das seelische Gleichgewicht wird gefördert, da der Körper das Glückshormon Serotonin ausschüttet. Außerdem stellt sich ein gutes Gefühl ein, schon etwas Gutes für die Gesundheit getan zu haben. Es ist ein großer Unterschied, ob Sie morgens geübt haben oder nicht. Nach dem Qigong-Training gehen Sie gestärkt in den Tag und andere Menschen spüren das.

Mit Qigong muss sich niemand quälen, die Übungen sind kein „Kampf", sondern ein Spiel, eine achtsame Beschäftigung mit dem eigenen Körper. Wenn Sie sich wohl fühlen und es Ihnen Spaß macht, fällt es Ihnen auch leicht, sich täglich neu zu motivieren. Da morgens der Bewegungsapparat noch kalt und nicht so gut durchblutet ist, ist es sowieso wichtig, es nicht mit dem sportlichen Ehrgeiz zu übertreiben. Besonders für ältere oder verspannte Menschen ist das morgendliche Training ein bewährtes Mittel, um langfristig fit und beweglich zu bleiben.

„Ich habe keine Zeit" ist ein sehr beliebter Satz, sich vor einem regelmäßigen Training zu drücken oder „Ich muss noch unbedingt die Wäsche bügeln" und „morgen ist ja auch noch Zeit zum Tainieren". Diese Ausreden bedeuten nichts anderes als: „Ich habe keine Lust." Wer sich da in Ihrem Hinterkopf meldet, ist Ihr „innerer Schweinehund". In Wirklichkeit gibt es kaum wirkliche Gründe, nichts zu tun, denn auch Ihr Tag hat 24 Stunden und diese Stunden sind das am gerechtesten verteilteste Gut auf Erden. Es liegt in Ihrer Hand, etwas für Ihre Gesundheit zu tun. Wenn Sie gesund bleiben oder gesund werden möchten, müssen Sie etwas dafür tun.

Die gute Nachricht: Jeder kann lernen, mit dem inneren Bremser im Kopf umzugehen.

- Motivation und Willenskraft sind die natürlichen Feinde Ihres „inneren Schweinehundes".
- Setzen Sie sich persönliche Ziele.
- Glauben Sie an den Erfolg.
- Erstellen Sie einen konkreten Trainingsplan: Z. B. jeden Morgen vor dem Frühstück 15 Minuten lang trainieren.
- Integrieren Sie einzelne Übungen in den Alltag, machen Sie z. B. abends beim Fernsehen (nur bei entspannender Sendung) auf einem Stuhl ein paar Übungen.
- Finden Sie Freude bei der täglichen Übungspraxis. Hören Sie sich Ihre Lieblings-CD mit Entspannungsmusik an.
- Sie müssen sich nicht quälen, um gesund und fit zu werden.
- Lernen Sie, mit Rückschlägen umzugehen.

In diesem Buch stelle ich Ihnen viele verschiedene Übungen vor. Diese haben sich in meiner Praxis als Qi Gong-Lehrer bewährt. Aus diesem Pool können Sie sich Ihr eigenes Übungsprogramm zusammenstellen. Setzen Sie sich nicht unter Druck. Sie müssen nicht alle Übungen auf einmal praktizieren.

Wenn du liebst, was du tust,
wirst du nie wieder in deinem Leben arbeiten.
(Konfuzius)

Warum Lachen die beste Medizin ist

Hüte dich, deinen treusten Freund,
dich selbst, so zu vernachlässigen,
dass dieser treue Freund dir den Rücken kehre,
wenn du seiner am nötigsten bedarfst.
(Adolph Freiherr von Knigge)

Sicherlich ist Ihnen schon aufgefallen, dass ich bei allen Übungen empfehle zu lächeln, oder sogar dazu anrege, so zu lächeln, wie Sie einem geliebten Menschen zulächeln. Dieser geliebte Mensch sollten Sie selber sein. Sie sind sich der Nächste.

Vergesst nicht euer Leben in Heiterkeit zu leben.
(Dogen Zenji)

Dass Lachen die beste Medizin ist wissen wir alle, doch nutzen wir die große Heilkraft, die das Lachen in sich birgt, viel zu selten. Eine Volksweisheit aus Indien besagt: *„Der beste Arzt heißt Lachen."* Dies weiß die Menschheit schon seit Jahrtausenden, aber erst in den letzten 30 Jahren haben es auch Forschungsergebnisse bestätigt. Positive Emotionen erzeugen körpereigene Drogen, Glücksbotenstoffe wie Endorphine und Dopamine, die für gute Laune sorgen sowie das Schmerzempfinden reduzieren. In diesem Zustand vergisst der Mensch auch mal seine Krankheit oder die Sorgen, weshalb die Selbstheilungskräfte ungehindert fließen können. Es konnte außerdem nachgewiesen werden, dass während des Lachens die Zahl der Killerzellen im Blut sehr stark ansteigt, die nicht nur Viren und Pilze abtöten, sondern auch Tumorzellen bekämpfen. Lachen stärkt das Immunsystem, und zwar schlagartig, weshalb wir diese ungeheuer große Selbstheilungskapazität unseres Körpers nicht unterschätzen sollten.
Eine amerikanische Studie an der Universität von Maryland hat ergeben, dass Lachen die Blutgefäße erweitert und so den Blutfluss verbessert. Für die Studie ließen sie eine Gruppe von Testpersonen eine Komödie ansehen, während die zweite Gruppe einen Kriegsfilm anschaute. Anschließend wurden die Gefäße der Testpersonen untersucht. Als Ergebnis zeigten sich Unterschiede im Gefäßdurchmesser von 30 bis 50 % zwischen denjenigen, die bei der Komödie häufig gelacht hatten, und denjenigen, die durch den spannenden Film in Stress versetzt wurden.

Das Lächeln beim Qigong

Lächeln ist das einfachste Mittel, die Energie zu verbessern und alle Zellen zur Selbstheilung anzuregen!

Sowohl in Indien (im Lach-Yoga, Hasya-Yoga,) als auch in China (im Qigong und Tai Chi), nutzt man ganz bewusst die Kraft des Lachens – und das schon seit über 3000 Jahren. Um die positive Wirkung des Lachens zu erfahren, müssen wir nicht in schallendes Gelächter verfallen, selbst ein leichtes Lächeln birgt eine große Kraft in sich und setzt schlummernde Energien frei. Das Interessante daran ist, dass es auch wirkt, wenn wir es willentlich herbeiführen. Wenn wir bewusst das Gesicht entspannen, entspannt sich nach kurzer Zeit der ganze Körper. Da ein verspannter Körper unnötige Kraft verbraucht, setzt ein entspannter Körper Kräfte frei.

Wer das Leben nicht so tierisch ernst nimmt, auch mal über sich selbst lachen kann, befreit sich von Minderwertigkeitsproblemen, wird stark und selbstbewusst. Wissenschaftlich bestätigt ist außerdem die Tatsache, dass fröhliche Menschen länger leben sowie Rückschläge und Niederlagen besser verkraften als die Miesepeter.

Während Kinder normalerweise noch 400-mal täglich lachen, lässt sich der Durchschnittserwachsene nur noch 20-mal zu einem Lachen hinreisen. Uns Deutschen ist wohl das Lachen vergangen. Aber nun die gute Nachricht: Wir können es wiederfinden.

Begegne der Welt mit einem Lächeln.
(Unbekannt)

Übung: Das innere Lächeln

Die Übung „Das innere Lächeln" ist meine absolute Lieblingsübung und eine der wichtigsten Grundübungen des Qigong. Daneben sollte jede Qigong-Übung mit einem lächelnden Gesicht ausgeführt werden. Ein ganz feines Lächeln genügt, bitte nicht übertreiben grinsen. Sie werden dabei eine deutliche Gelöstheit bemerken.

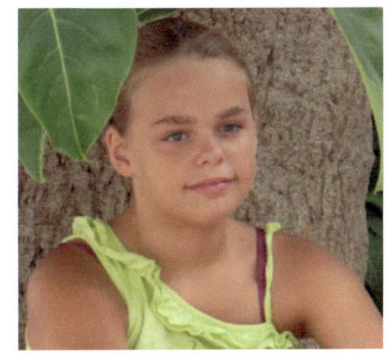

23

Ich kann nur empfehlen so oft wie möglich zu lächeln. Es zahlt sich aus, denn ein chinesisches Sprichwort sagt:

Ein Lächeln kommt 1000-fach zurück.

- Diese Übung sollte an einem ruhigen Ort und ohne Ablenkung durchgeführt werden.
- Nehmen Sie eine bequeme Sitzposition ein. Sie dürfen sich auch anlehnen.
- Legen Sie Ihre Hände, mit den Handflächen nach oben, auf die Oberschenkel.
- Schließen Sie die Augen und entspannen Sie sich.
- Atmen Sie ganz langsam und gleichmäßig durch die Nase ein und aus.
- Die Gesichtszüge entspannen und lächeln.
- Sie können dabei an etwas Schönes denken oder lächeln Sie so, wie Sie einem geliebten Menschen zulächeln.
- Genießen Sie dieses Lächeln. Stellen Sie sich vor, wie es sich langsam, vom Kopf aus, in den ganzen Körper ausbreitet.
- Der ganze Körper, jede Körperzelle lächelt.
- Sie sind ganz entspannt und glücklich, Körper, Geist und Seele vollkommen und gesund.
- Wenn Sie die Übung beenden möchten, räkeln und strecken Sie sich genüsslich. Atmen Sie dabei tief ein und aus. Öffnen Sie die Augen.

Wer den Tag mit einem Lachen beginnt,
hat ihn bereits gewonnen.
(Cicero)

Lächeln im Alltag
- Beginnen Sie den Tag mit einem Lächeln. Schenken Sie sich morgens im Spiegel ein liebesvolles Lächeln, denn Sie sind ein liebenswerter Mensch.
- Immer wenn Sie liebevoll lächeln, stärken Sie Ihre eigene Gesundheit und die Ihrer Mitmenschen.
- Lächeln Sie bewusst, bevor Sie den Telefonhörer abheben. Der Anrufer bemerkt, dass Sie lächeln.
- Lachen ist die beste Medizin und dazu noch frei von schädlichen Nebenwirkungen.
- Wenn Sie sich nicht gut fühlen, achten Sie dann immer einmal auf Ihren Gesichtsausdruck. Meistens ist er verkrampft und verspannt. Bitte lächeln Sie!

- Es ist ganz einfach. Nur die Mundwinkel nach oben ziehen und die Welt sieht gleich anders aus.
- Lesen Sie Bücher oder sehen Sie sich Filme an, die zum Lachen anregen.
- Lächeln Sie Ihre Mitmenschen an, es kommt 1000-fach zu Ihnen zurück.
- Die kürzeste Entfernung zwischen zwei Menschen ist ein Lächeln.

Das beste Heilmittel bist Du selbst.
Das beste Heilmittel ist in Deinem Herzen.
(Chou Lan Li)

Gut zu Fuß, ein Leben lang

Der Menschheit ginge es besser,
wenn sie mehr ginge.
(Unbekannt)

Immer wenn wir gefragt werden: „Wie geht´s – wie steht´s", werden wir im wahrsten Sinne des Wortes danach gefragt, wie gut wir noch auf den eigenen Beinen sind. Unsere Beine und Füße sind also der Gradmesser unserer persönlichen Fitness. Wie gut sind Sie noch auf den Beinen? Wie behandeln Sie Ihre Füße?
Eine alte Bekannte hat mir einmal erzählt, dass sie morgens ca. eine Stunde im Badezimmer für ihre Haarpracht, Schminke usw. benötige. Meine Frage, wie viel Zeit sie täglich ihren Füßen widme, verstand sie nicht im Geringsten. Ich glaube nämlich, dass alles im Leben einen Ausgleich benötigt. Wir haben den Kopf überbetont, sind somit kopflastig geworden. Wenn wir uns jedoch mehr um den Gegenpol kümmern – unsere Beine und Füße –, kommen wir wieder in unsere Mitte.
Unsere Beine und Füße tragen uns durch unser Leben, durch sie sind wir mobil, ohne sie sind wir auf die Hilfe anderer angewiesen. Es ist der aufrechte Gang, der uns von den Tieren unterscheidet, und der aufrechte Gang war die Grundvoraussetzung des Menschwerdens. Unsere Vorfahren legten täglich viele Kilometer zu Fuß zurück. Das Gehen gehörte zum Alltag, zum Leben, genauso wie das Atmen. Leider leben wir heute in einer bewe-

gungsarmen Zeit. Wir verbringen den größten Teil des Lebens (regungslos) im Sitzen, anstatt uns, wie es sich für ein Lebewesen gehört, zu bewegen, zu gehen. Die Folgen des Bewegungsmangels bekommen viele Menschen schon in der Lebensmitte schmerzlich zu spüren. Noch nie in der Geschichte der Menschheit waren so viele Menschen auf Krücken, Rollatoren, Rollstühle, künstliche Hüft- und Kniegelenke angewiesen wie heute. Wir können so schlecht gehen, weil wir so wenig gehen.

- Das Wort „Lebewesen" ist in der chinesischen Schrift aus zwei Schriftzeichen zusammengesetzt: „Ding" und „Bewegung". Was bedeutet, dass sich ein Lebewesen von leblosen Gegenständen dadurch unterscheidet, dass es sich willentlich bewegen kann. Und zur Fortbewegung dienen uns nun mal die Beine.
- In China sagt man: *„Das Alter beginnt in den Beinen."* Bein- und Gelenkprobleme sind ein Warnzeichen für den gesundheitlichen Verfall des Menschen und sollten ernst genommen werden. Solange Ihre Beine Sie noch tragen können, nutzen Sie diese täglich, gehen Sie, wann immer es geht und es wird Ihnen besser gehen.
- Ich habe einmal von einer Studie gehört, in der man herausfinden wollte, warum Menschen in Seniorenheimen so schlecht gehen können. Das Ergebnis war: Sie können so schlecht gehen, weil sie so wenig gehen. Als man mit den Bewohnern gezielt Bein- und Fußübungen sowie Gehtraining absolvierte, ging es ihnen wieder besser.
- Die Füße sind das Fundament des Menschen, wie steht`s um Sie? Wenn es Ihre Beine erlauben, gehen Sie täglich an die frische Luft. Absolvieren Sie möglichst täglich Qigong-Übungen für die Beine. Mit Hilfe dieser Übungen erlangen Sie mehr Schwung, Ausdauer, Lebendigkeit und Kraft. Es wird Ihnen besser gehen.

Krankheit wird harmonisiert oder zurückverwandelt
durch einen Bewusstseinsprozess.
(Rudolf Steiner)

Die Füße – das Fundament des Menschen

Ein Mensch,
dem nicht an jedem Tage eine Stunde gehört,
ist kein Mensch.
(Lu Chiu-Than)

Die Beine und vor allem die Füße sind am weitesten vom Herz entfernt, weshalb sie am schlechtesten durchblutet sind. Daher nehmen wir Kältegefühle zuerst in den Fingern sowie den Füßen wahr. Für unser Wohlbefinden ist jedoch eine gute Durchblutung der Gliedmaßen sehr wichtig. Indem wir gezielt Qigong-Übungen für die Füße praktizieren, fördern wir nicht nur den Blut- und Qi-Fluss in den Beinen, sondern wir erreichen auch eine bessere Vitalität sowie Stärkung des ganzen Körpers.

Eine besondere Bedeutung haben – laut TCM – unsere Fußgelenke. Sie sind – genau wie unser Hals- und Nackenbereich – ein Nadelöhr, durch das alle Nervenstränge, Blut- und Qi-Bahnen hindurch führen. Ist diese Stelle verengt, werden nicht nur die Füße energetisch unterversorgt. Zum Beispiel verlaufen der Nieren- und der Blasenmeridian von den Füßen durch die Engstelle Fußgelenk, aber auch durch das Kniegelenk. Daher ist es logisch, dass sich kalte Füße oder ein blockiertes Fußgelenk negativ auf die Nieren, Blase und Sexualorgane auswirken. Auf der anderen Seite kann eine Störung der Nierenenergie (z. B. Nieren-Qi-Mangel) zu Kälte und Schmerzen im unteren Rücken, in den Knien und Füßen (Fußgelenken) führen. Deshalb lege ich beim Qigong-Training immer großen Wert auf die Lockerung der Fußgelenke, eine Stärkung der Kniegelenke sowie der Mobilisierung der Nierenenergie.

Es sind vor allem Ängste, die uns an die Nieren gehen.
Der Volksmund weiß von diesem Zusammenhang: *„Da habe ich mir vor Angst fast in die Hose gemacht"* oder *„Da hat jemand kalte Füße bekommen"*.
Das grundlegende Thema ist in diesen Fällen, sich mit seinen inneren Ängsten zu beschäftigen und eventuell auch professionelle Hilfe in Anspruch zu nehmen.

Die nun folgenden Übungen sind wie immer einfach, aber trotzdem wirkungsvoll. Sie können ohne großen Zeitaufwand auch abends vor dem Fernseher geübt werden. Das ist immer noch besser, als regungslos vor der Mattscheibe zu sitzen. Wenn Sie jedoch ernsthaft Qigong praktizieren möchten, drücken Sie den Aus-Knopf, schließen Sie die Augen, gehen Sie auf eine Reise in Ihr Inneres.

Bewältige eine Schwierigkeit
und du hältst dir hundert andere fern.
(Konfuzius)

Fuß- und Zehentraining
1. Grundhaltung
- Bitte setzen Sie sich auf einen Stuhl oder Hocker, vorne auf die Stuhlkante.
- Gerne können Sie Ihre Hände unter die Oberschenkel platzieren und sich somit sicher abstützen.
- Entspannen Sie bewusst Ihr Gesicht, schalten Sie ab vom Alltag, lächeln Sie.
- Atmen Sie ganz langsam und gleichmäßig durch die Nase ein und aus.
- Bewegen Sie sich wie immer ganz achtsam und bleiben Sie in Ihrem persönlichen Wohlfühlbereich.
- Jede Übung **sechsmal wiederholen.**

2. Fußkreisen im Uhrzeigersinn
- Strecken Sie die Beine nach vorne aus, so dass die Füße knapp über dem Boden schweben.
- Die Zehen beider Füße zeigen nach oben, dann in den Fußgelenken kreisförmig im Uhrzeigersinn nach rechts, unten, links usw. kreisen.

3. Fußkreisen gegen den Uhrzeigersinn
- Die Zehen beider Füße zeigen nach oben, dann kreisförmig gegen den Uhrzeigersinn nach links, unten, rechts usw. kreisen.

4. Fußkreisen nach außen
- Die Zehen beider Füße zeigen nach oben, dann in den Fußgelenken nach außen, runter und innen wieder hoch kreisen.

5. Fußkreisen nach innen
- Die Zehen beider Füße zeigen nach oben, dann die Zehen nach innen, außen, runter und außen wieder hoch kreisen.

6. Füße in den Fußgelenken bewegen

- Strecken Sie die Beine nach vorne aus, so dass die Füße knapp über dem Boden schweben.
- Die Füße in den Fußgelenken vor und zurück bewegen.

7. Füße gegenläufig bewegen

- Die Füße gegenläufig vor und zurück bewegen.

8. Zehen vor und zurück krümmen

- Die Beine etwas nach vorne ausstrecken, so dass die Füße bequem auf den Fersen ruhen.
- Die Zehen beider Füße gleichzeitig vor und zurück bewegen.

9. Zehen gegenläufig bewegen

- Wenn die Zehen eines Fußes nach vorne bewegt werden, die Zehen des anderen Fußes nach hinten bewegen.

10. Entspannen

- Die Füße etwa schulterbreit auf den Boden stellen.
- Entspannen Sie Ihr Gesicht, lächeln Sie, entspannen Sie die Beine und Füße.
- Spüren Sie ein paar Minuten lang in Ihre Füße und Beine hinein.
- Spüren Sie wieder den Boden unter den Füßen.

1. Grundhaltung

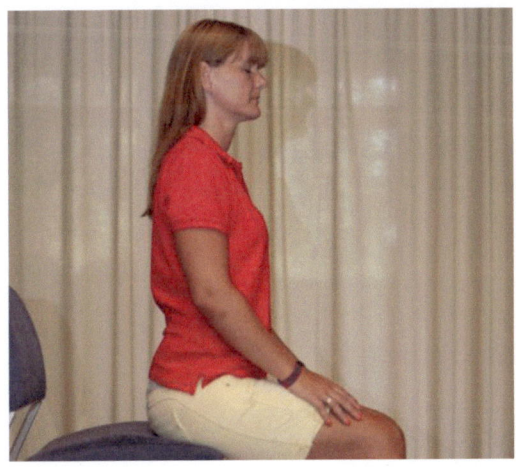

2. Fußkreisen im Uhrzeigersinn

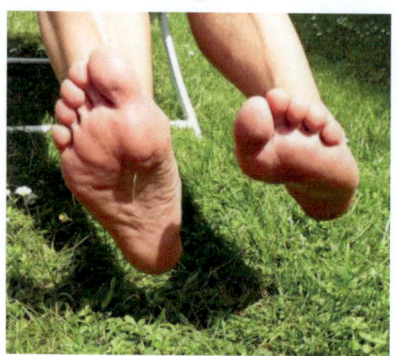

4. Fußkreisen nach außen

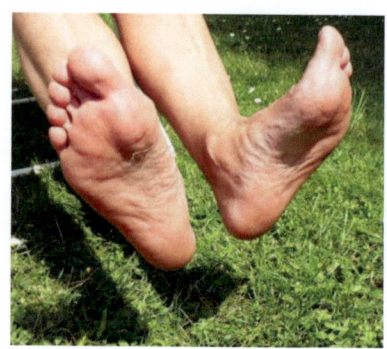

5. Fußkreisen nach innen

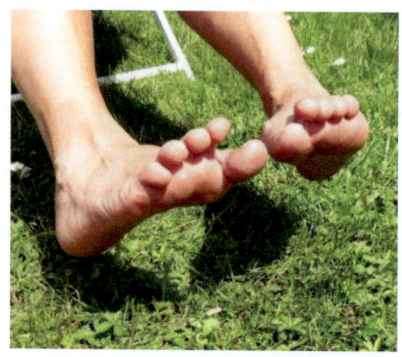

6. Füße in den Fußgelenken vor und zurück bewegen

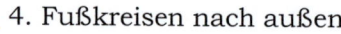

7. Füße gegenläufig bewegen

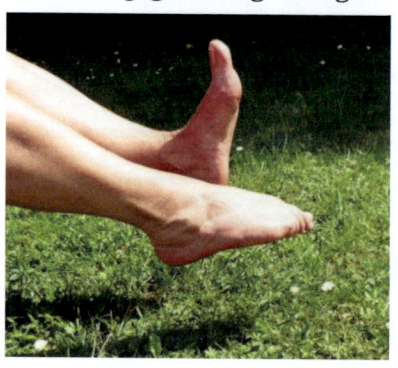

8. Zehen vor und zurück

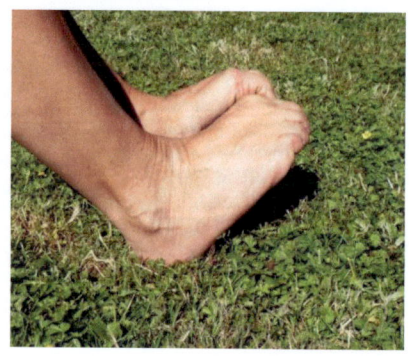

8. Zehen vor und zurück   9. Zehen gegenläufig bewegen

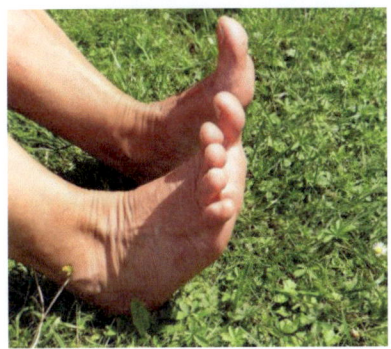 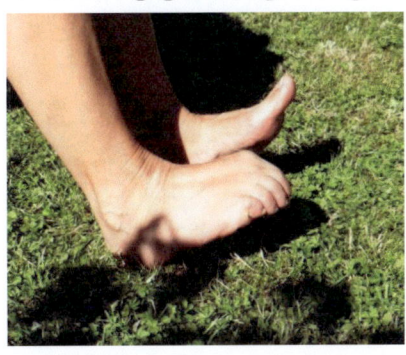

Der Mensch, der den Berg versetzte,
war derselbe, der anfing,
kleine Steine wegzutragen.
„Chinesisches Sprichwort"

Venenleiden – Krampfadern

Nach einer im Jahr 2014 veröffentlichten Studie leiden etwa 18 %
der erwachsenen Bundesbürger unter einer Venenerkrankung.
Ab dem 50. Lebensjahr haben ca. 70 % der Bevölkerung Venen-
probleme. Somit gehören diese Beschwerden zu den häufigsten
Erkrankungen und sind zudem – in dieser Altersgruppe – kein
typisches Frauenleiden mehr.
Bei der chronischen venösen Insuffizienz ist die Mikrozirkulation
des Blutes gestört, was die großen Gefäße nachhaltig schädigen
kann. Krampfadern entstehen, wenn die Venenklappen nicht
mehr richtig schließen, dann strömt das Blut bei jedem Schritt in
die „falsche Richtung" – zum Fuß hin – und überdehnt die Venen.

**Deshalb sollten Sie spätestens mit den ersten Krampfadern
handeln.**
- Bewegung heißt das Zauberwort.
- Der beste Weg zur Venengesundheit ist das Gehen (Wandern,
  Walking, Nordic-Walking)
- Auch wenn Sie sitzen müssen, bewegen Sie Ihre Beine und
  Füße dabei.
- Beim Sitzen die Beine nicht übereinander legen.
- Wenn Sie längere Zeit stehen, fügen Sie Beinübungen ein.

Beine und Füße mobilisieren

Nicht das Beginnen wird belohnt,
sondern einzig und allein das Durchhalten.
(Katharina von Siena, italienische Mystikerin)

Das Bein- und Fußtraining wirkt wie eine „Venenpumpe" und ist eine gute Methode, den Qi- und Blutfluss in den Beinen und Füßen zu aktivieren. Besonders Menschen, die an überaus störenden chronischen „Kaltfüßen" leiden, möchte ich diese Übungen empfehlen.

Feucht-kalte Füße können die Ursache vieler Krankheiten sein. Durch Reizübertragung über die Meridiane (Qi-Leitbahnen) können Störungen in weit abgelegenen Körperteilen auftreten. Neben Schnupfen, Rachenkatarrhen, Kopfschmerzen oder Migräne können Verdauungsstörungen oder rheumatische Beschwerden durch ständig kalte Füße verursacht werden.

Fußprobleme haben oftmals mehrere Ursachen, weshalb mehrere Maßnahmen zusammen zum Erfolg führen. Meistens sind Bewegungsmangel und unpassendes Schuhwerk (zu eng, hohe Absätze) eine Ursache. Mehr Bewegung mit guten Schuhen oder im Sommer barfuß gehen sind wichtige Schritte hin zur Gesundheit. Feucht gewordene Strümpfe sollten nach vorhergehendem Trockenreiben der Füße sofort gewechselt werden. Die Schuhe sollten vor dem erneuten Tragen mindestens einen Tag trocknen. Täglich neue Strümpfe aus Naturfasern tragen. Bewährt haben sich auch Wechselfußbäder (1 Min. heiß, ½ Min. kalt usw., über 15 bis 20 Min.) oder ansteigende Fußbäder mit abschließendem kurzem, kalten Abguss.

Empfehlenswert ist außerdem die auf Seite 80 vorgestellte Klopfmassage.

Fußtraining
1. Beine strecken
- Bitte setzen Sie sich auf einen Stuhl oder Hocker, vorne auf die Stuhlkante.
- Die Füße etwa schulterbreit auf den Boden stellen.
- Strecken Sie Ihre beiden Beine langsam waagrecht aus. Halten Sie diese Position ca. drei Sekunden. Senken Sie dann beide Unterschenkel wieder langsam.

2. **Zehen-Fersenstand**
   Beide Fersen vom Boden abheben, so dass das Gewicht der Füße auf den Zehen ruht.
   - Dann die Fußspitzen beider Füße vom Boden abheben, so dass das Gewicht der Füße auf den Fersen ruht.
   - Die Füße also wie bei einer Tretnähmaschine hin und her bewegen.

3. **Gegenläufiger Zehen-Fersenstand**
   - Nun heben von einem Fuß die Ferse und von dem anderen Fuß die Fußspitze vom Boden ab. Dies im Wechsel ein paar Mal wiederholen

4. **Raupengang**
   - Die Füße in schulterbreitem Abstand wieder fest auf den Boden stellen.
   - Die Zehen strecken und wieder anziehen. Dadurch bewegen sich die Füße nach vorne. Die Zehen müssen sich dazu fest in den Boden krallen. Mehrere Male wiederholen.

5. **Entspannen**
   - Die Füße wieder schulterbreit auf den Boden stellen.
   - Entspannen Sie Ihr Gesicht, lächeln Sie, entspannen Sie die Beine und Füße.
   - Spüren Sie ein paar Minuten lang in Ihre Füße.
   - Spüren Sie wieder den Boden unter den Füßen.

Krank wird man, wenn man Sachen macht,
die man eigentlich nicht tun will.
Wenn man Sachen macht, die einem Freude bringen,
dann ist man gesund.
(Unbekannt)

1. Beine strecken

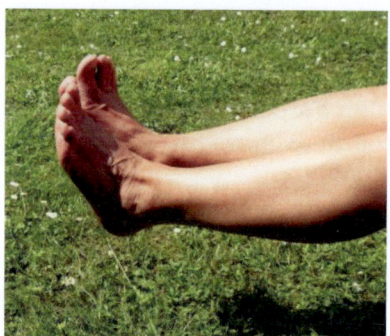

2. Zehen-Fersenstand

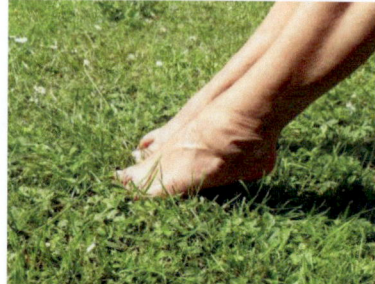

2. Zehen-Fersenstand

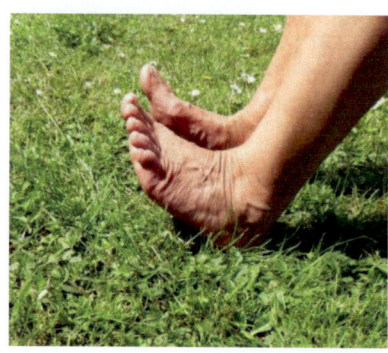

3. Gegenläufiger Zehen-Fersenstand

4. Raupengang

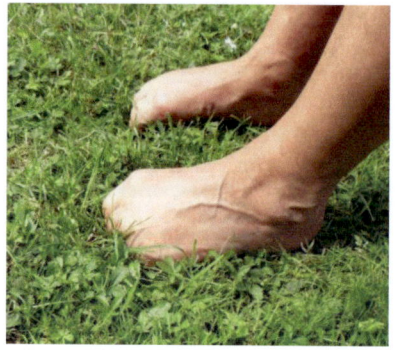

Die Knie stärken und verwöhnen

Wohin du auch gehst, geh mit deinem ganzen Herzen.
(Konfutse)

Kürzlich habe ich gelesen, dass in Zukunft etwa 50 % der über Sechzigjährigen ein künstliches Kniegelenk benötigen. Was für eine Zukunft! Ich halte es für sinnvoller, die Knie rechtzeitig zu stärken, anstatt teure Operationen mit all ihren möglichen Nebenwirkungen in Kauf zu nehmen.

Immer wieder beobachte ich, dass sich der Mensch intuitiv selber „behandelt" und somit heilt. Ob bei Zahn-, Kopf-, Bauch- oder Knieschmerzen, wir legen die Hände auf. Das „Handauflegen" ist die ursprünglichste Methode der „Behandlung. Wir finden diesen dezenten Hinweis noch in Arztpraxen. Auf einer Tür steht noch der Schriftzug „Behandlungszimmer".

Menschen, die unter Knieschmerzen leiden, erkenne ich in meinen Seminaren recht schnell – sie reiben sich immer wieder einmal ihre Knie. Bei folgenden Übungen dürfen Sie Ihre Knie mit Streicheleinheiten, ganz bewusst verwöhnen.

1. Beinpendel vor und zurück
- Bitte setzen Sie sich auf einen Stuhl oder Hocker, vorne auf die Stuhlkante.
- Diese kniestärkenden Übungen bitte ganz achtsam durchführen. Dabei wie immer im schmerzfreien Bereich bewegen.
- Mit beiden Händen den linken Oberschenkel etwas hochheben, damit der Unterschenkel frei pendeln kann. Das Fußgelenk ist locker.
- Den Unterschenkel etwa 10 bis 30-mal vor und zurück pendeln.

2. Beinkreisen
- Dann den Unterschenkel etwa 10 bis 30-mal in einer kreisenden Bewegung im Kniegelenk kreisen lassen.
- Achtung: kleine Kreise – immer im Wohlfühlbereich bleiben.
- Anschließend in die Gegenrichtung kreisen.

3. Bein ausstrecken
- Zum Abschluss des Bein waagerecht nach vorne ausstrecken und fünf Sekunden lang halten.
- Den Fuß wieder bequem auf den Boden stellen.

4. Die Übungen 1. – 3. mit dem rechten Bein durchführen.

5. Rückwärts Radfahren

Diese Übung stärkt neben den Knien auch noch das Gehirn. Fast alle Menschen haben einmal Fahrradfahren gelernt. Immer werden dabei die Pedale nach vorne gedreht. Das rückwärts Radfahren ist für die Knie und unser Gehirn eine willkommene Abwechslung.

- Kreisen Sie mit dem linken Fuß 12-mal rückwärts.
- Kreisen Sie mit dem rechten Fuß 12-mal rückwärts.
- Es bietet sich an, diese Übung auch täglich im Stehen zu absolvieren. Auf einem Bein stehend rückwärts Fahrrad fahren stärkt nebenbei noch den Gleichgewichtssinn.
- Mit etwas Übung auf 24 Wiederholungen steigern.

6. Die Knie verwöhnen

- Die Füße etwa schulterbreit auf den Boden stellen.
- Reiben Sie die Hände warm.
- Reiben Sie Ihr „Lebenstor" (Lendenwirbelbereich) warm.
- Legen Sie die warmen Hände auf Ihre Kniescheiben.
- Entspannen Sie Ihr Gesicht, lächeln Sie, entspannen Sie die Beine und Füße.
- Reiben Sie in einer kreisenden Bewegung sanft Ihre Knie, auf der linken Seite der Kniescheiben nach unten und rechts wieder hoch.
- Etwa 12 bis 24-mal kreisen.
- Reiben Sie Ihre Knie dann in die Gegenrichtung. Dabei nicht starr sitzen, sondern den Oberkörper gleichzeitig kreisend mitbewegen.
- Legen Sie die warmen Hände auf Ihre Kniescheiben.
- Spüren Sie mit geschlossenen Augen in Ihre Knie hinein. Stellen Sie sich vor, wie die angenehme Wärmeenergie Ihrer Hände das Kniegelenk stärkt und heilt.
- Genießen Sie ein paar Minuten lang das angenehme Wärmegefühl.

Der ideale Tag wird nie kommen.
Der ideale Tag ist heute, wenn wir ihn dazu machen.
(Horaz)

1. Beinpendel vor und zurück

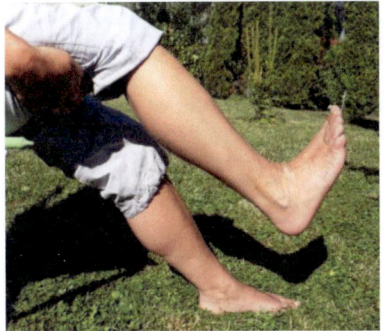

2. Beinkreisen

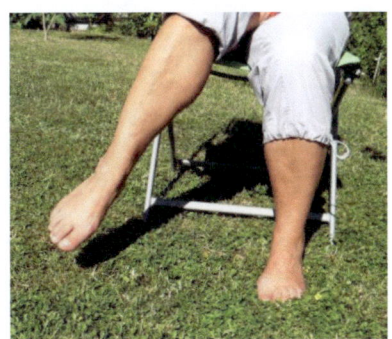

3. Bein ausstrecken

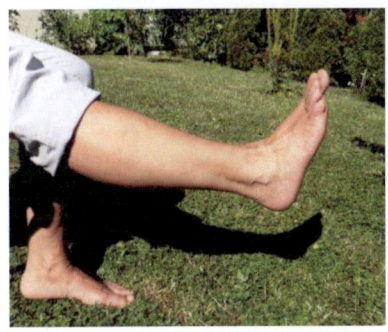

5. Rückwärts Radfahren

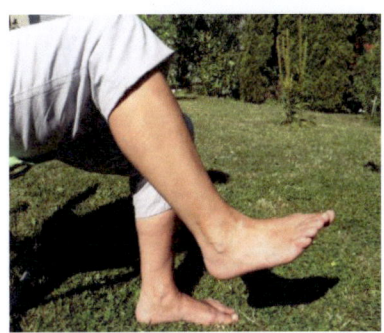

6. Die Knie verwöhnen

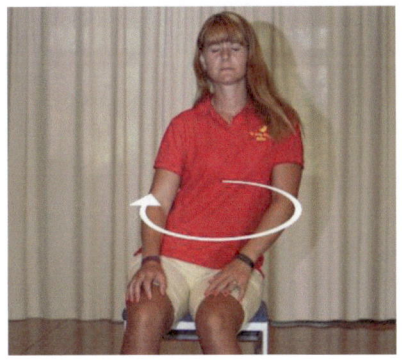

Beckenbodentraining ist mehr als nur Schwangerschaftsgymnastik

Beim Stichwort „Beckenbodentraining" denken viele Frauen nur an Schwangerschaftsgymnastik und für die meisten Männer ist es sowieso ein reines Frauenthema.
Seit Jahrtausenden wird beim Qigong-Training auch immer wieder der Beckenboden kurz angespannt und wieder entspannt. Dies aktiviert Lebenskräfte, den Qi-Fluss und stärkt die Muskeln des Beckenbodens, außerdem beugt es wirkungsvoll Blasen- und Gebärmutterabsenkungen vor und hilft gegen Inkontinenz im Alter. Und an die Adresse aller Männer sei gesagt: Regelmäßiges Beckenbodentraining ist die beste Übung für die Potenz.

Beckenbodentraining
- Setzen Sie sich bequem auf einen Stuhl oder Hocker.
- Positionieren Sie Ihre Füße schulterbreit auf dem Boden.
- Entspannen Sie bewusst Ihr Gesicht, schalten Sie ab vom Alltag, lächeln Sie.
- Atmen Sie ganz langsam und gleichmäßig durch die Nase ein und aus.
- Spannen Sie ganz achtsam Ihren Beckenboden (Schließmuskeln von Darm und Harnröhre) an. Halten Sie die Anspannung für drei Sekunden.
- Dann entspannen Sie und spüren Sie ein paar Sekunden lang nach.
- Wiederholen Sie die Übung mindestens zehnmal.
- Nach ein paar Tagen Training können Sie die Haltezeit, Schritt für Schritt, bis auf zehn Sekunden erhöhen. Auch die Wiederholungen können auf 30-mal pro Tag gesteigert werden.

Mein Tipp: Integrieren Sie das kurze An- und Entspannen öfters in Ihren Tag hinein, z. B. beim Warten an der Bushaltestelle, vor der Kasse im Supermarkt, beim Warten vor der roten Fußgängerampel oder allabendlich vor dem Fernseher. Es lohnt sich. Schon viele Teilnehmerinnen haben mir berichtet, dass sie durch ein regelmäßiges Training eine beginnende Inkontinenz heilen konnten.

Achtsame Bewegung gegen Rückenschmerzen

Westliche Ärzte haben bis vor wenigen Jahren bei unspezifischen Rückenschmerzen und Bandscheibenproblemen Schonung verordnet. Heute wissen wir jedoch, dass Bettruhe den Heilungsprozess verlangsamt. Im Jahr 2009 konnten Wissenschaftler der Universität Heidelberg nachweisen, dass viele Ärzte ihre Rückenpatienten falsch behandelten. Die Forscher hatten mittels einer Fragebogenaktion herausgefunden, dass nur etwa 30 % der Befragten mittels konventioneller Methoden eine Besserung ihrer Schmerzen erreichten. Fazit: Ärzte und Physiotherapeuten solten ihre Patienten zu deutlich mehr moderater Bewegung ermuntern. Achtsame Bewegungen, wie sie beim Qigong ausgeführt werden, fördern den Genesungsprozess sogar nach einem Bandscheibenvorfall.

Ein paar allgemeine Regeln
- Bewegen Sie sich bei allen Übungen nur im schmerzfreien Rahmen.
- Führen Sie nur solche Bewegungen durch, bei denen Sie lächeln können.
- Sorgen Sie dafür, dass Sie während der Übungszeit nicht gestört werden. Das Handy ausschalten und die Zeit genießen.
- Nehmen Sie sich nach jeder Übungseinheit Zeit, um nachzuspüren und zu entspannen.
- Nicht mit vollem Magen oder starkem Hungergefühl üben.
- Der Übungsraum sollte gut gelüftet und angenehm temperiert sein.
- Bei schönem Wetter draußen in der Natur üben. Wenn es gesundheitlich möglich ist, auch im Stehen.

Das Wort Krise setzt sich im Chinesischen
aus zwei Schriftzeichen zusammen.
Das eine bedeutet Gefahr und das andere Chance.
(John F. Kennedy)

Rückentraining mit Köpfchen

Jede noch so kleine Bewegung des Körpers muss von der Kommandozentrale Gehirn gesteuert werden, und unsere Gedanken beeinflussen jeden Körperteil, jedes Organ sowie jede einzelne Körperzelle. Folglich kann eine dauerhafte Heilung – vor allem bei chronischen Beschwerden – nur mit Hilfe der mentalen Ebene erfolgen. Bei chronischen Rückenschmerzen kann der Auslöser dieser Schmerzen jahrelang zurückliegen. Wer Rückenschmerzen hat, wird sich logischerweise schonen.

Schonen und Schonhaltungen können aber genau die falsche Strategie sein. Zum Beispiel verkümmern Muskeln relativ schnell, wenn diese nicht mehr gefordert werden. Besser ist es, dem Körper das zu geben, was er braucht: mehr liebevolle Achtsamkeit.

Schmerzen haben vor allem eine Warnfunktion. Wer Tag für Tag, stundenlang, fast regungslos am Schreibtisch sitzt, wird irgendwann Schmerzen bekommen. Das ist so sicher wie das Amen in der Kirche. Wenn wir nun angemessen darauf reagieren und der Aufforderung unseres Körpers (Schmerz ist der Schrei des Körpers nach Bewegung) folgen und uns öfters achtsam bewegen, verschwindet der Schmerz.

Ein Vogel suchte jeden Tag Schutz
in den dürren Zweigen eines Baumes
mitten auf einer weiten, verlassenen Ebene.
Eines Tages wurde der Baum von einem Sturm entwurzelt,
so daß der Vogel gezwungen war,
hunderte von Meilen zu fliegen,
um Unterschlupf zu finden,
bis er schließlich zu einem Wald früchteschwerer Bäume kam.
Und spontan schloß er daraus:
"wäre der verdorrte Baum stehen geblieben,
hätte mich wohl kaum etwas dazu bewogen,
meine gewohnte Sicherheit aufzugeben und loszufliegen!
(Antonio de Mello)

Gesunder Lenden- und Brustwirbelbereich

Der Übungsablauf
- Sorgen Sie dafür, dass Sie ungestört bleiben.
- Bitte setzen Sie sich auf einen Stuhl oder Hocker, vorne auf die Stuhlkante.
- Schließen Sie die Augen.
- Entspannen Sie sich, schalten Sie ab vom Alltag.
- Vertrösten Sie aufkommende Gedanken auf einen späteren Zeitpunkt.
- Atmen Sie ganz langsam und gleichmäßig durch die Nase ein und aus.
- Entspannen Sie bewusst Ihr Gesicht, lächeln Sie.
- Bewegen Sie sich bei allen Übungen so langsam wie möglich und bleiben Sie immer in Ihrem persönlichen Wohlfühlbereich.

1. Dehnung und Entspannung der Rückenmuskulatur
- Vom Kopf aus beginnend die Wirbelsäule langsam, Wirbel für Wirbel, nach vorne beugen, bis Sie mit den Händen den Boden berühren können.
- Der Kopf befindet sich nun zwischen den Knien.
- Position halten und langsam bis fünf zählen.
- Kommen Sie ganz langsam wieder zurück in die Ausgangshaltung.
- Die Übung viermal wiederholen.

2. Das Becken kippen
- Beim Einatmen: Kippen Sie Ihr Becken im Zeitlupentempo nach vorne. Dabei kommt der Unterbauch (Dan Tian) nach vorne. Sie sitzen nun im Hohlkreuz.
- Beim Ausatmen: Lösen Sie das Hohlkreuz, indem Sie das Becken langsam nach hinten kippen.
- Bewegen Sie sich ganz langsam und gleichmäßig.
- Die Übung achtmal wiederholen.

1. Dehnung und Entspannung der Rückenmuskulatur

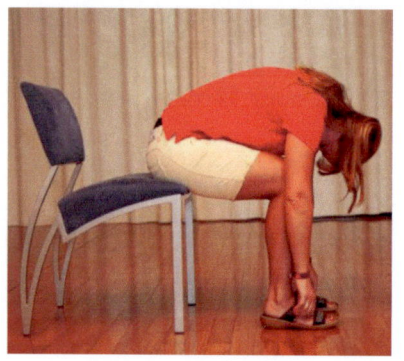

2. Das Becken kippen: leichtes Hohlkreuz

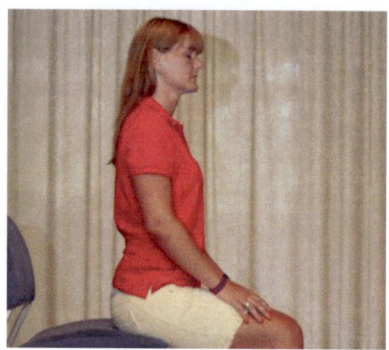

2. Das Becken kippen: Hohlkreuz gelöst

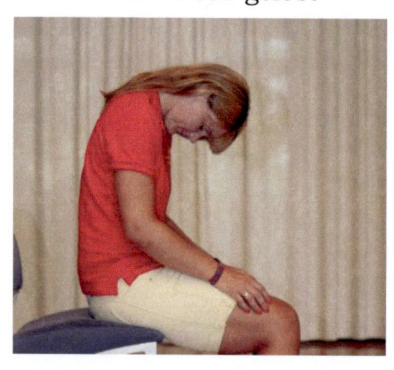

4. Die Wirbelsäulenatmung: Fingerhaltung

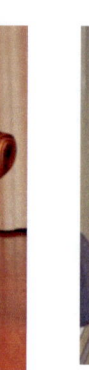

4. Die Wirbelsäulenatmung

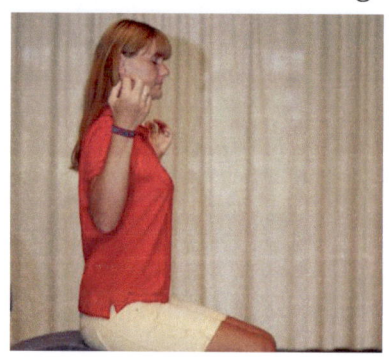

4. Die Wirbelsäulenatmung

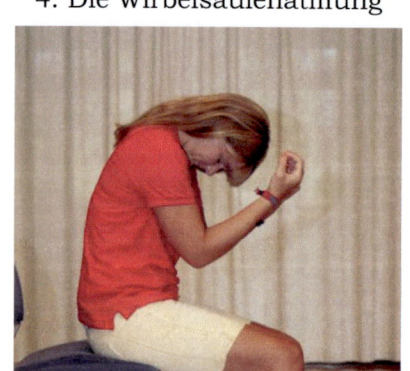

3. Die Marionette am Seidenfaden

- Sie sitzen aufrecht auf der vorderen Stuhlkante. Ihre Wirbelsäule ist im Lot.
- Stellen Sie sich vor, Sie wären wie eine Marionette mit einem seidenen Faden von der Kopfmitte aus mit dem Universum verbunden.
- Nun werden Sie langsam nach oben gezogen. Versuchen Sie dabei im Sitzen so groß wie möglich zu werden. Bleiben Sie aber immer im Kontakt mit dem Stuhl.
- Stellen Sie sich dabei bildhaft vor, wie sich Ihre Wirbelsäule, gleich einer Federspirale, beim Einatmen streckt.
- Beim Ausatmen nehmen Sie wahr, wie sich die Wirbelsäule von oben nach unten vollkommen entspannt und wieder in die Ausgangslänge zurückkehrt.
- Wiederholen Sie die Übung achtmal.

4. Die Wirbelsäulenatmung

Diese Übung wirkt sich positiv auf die gesamte Wirbelsäule aus, sie beruhigt den Geist, stärkt die Lungen, beruhigt das Herz.

- Sie sitzen aufrecht auf der vorderen Stuhlkante. Ihre Wirbelsäule ist im Lot, die Füße stehen schulterbreit auf dem Boden.
- Die Daumen und die Zeigefinger der Hände zusammenführen. Während der gesamten Übung bilden die Finger einen Kreis.
- Die Arme anwinkeln, so dass sich die Unterarme senkrecht, und die Hände sich mit etwas Abstand vor dem Hals befinden.
- Langsam einatmen, die Arme vor der Brust öffnen und sanft nach hinten dehnen (gerade sitzen).
- Beim Ausatmen (mit dem Lungenlaut „Sssss" durch den Mund) die Fäuste wieder nach vorne bewegen und einen Schildkrötenrücken (Rundrücken) bilden.
- Wiederholen Sie die Übung achtmal.

5. Vom Meer bewegen lassen

Dies ist eine einfache, aber sehr tiefgreifende Übung. Ich kann sie zur allgemeinen Entspannung und zur Vorbeugung von Krankheiten empfehlen. Sie wirkt gut bei Beschwerden im Lendenwirbelbereich, bei Magen-Darmproblemen sowie bei Einschlafstörungen. Sehr schnell stellt sich ein Gefühl von innerer Ruhe und Gelassenheit ein.

- Sie sitzen aufrecht auf der vorderen Stuhlkante. Ihre Wirbelsäule ist im Lot, die Füße stehen schulterbreit auf dem Boden.
- Legen Sie die Handflächen auf die Oberschenkel.
- Stellen Sie sich vor, Sie sind eine Pflanze im Meer, fest verwurzelt in der Mutter Erde, getragen und sanft bewegt von der Meeresströmung.
- Verlagern Sie das Körpergewicht etwas nach links, rückwärts, rechts und vor. Sie kreisen um Ihre Mittelachse, ganz langsam und gleichmäßig.
- Sie werden von sanften Meereswellen bewegt. Ihre Wirbelsäule ist so elastisch wie eine Meerespflanze.
- 12-mal gegen den Uhrzeigersinn kreisen.
- 12-mal im Uhrzeigersinn kreisen.
- Lassen Sie die Bewegung immer kleiner und feiner werden. Kommen Sie in Ihre Mitte. Die Wirbelsäule ist im Lot.

5. Vom Meer bewegen lassen

5. Vom Meer bewegen lassen

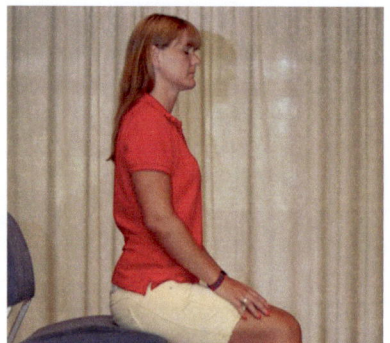
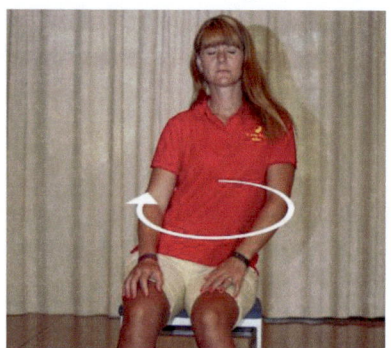

6. Abschlussübung: Nachspüren
- Legen Sie Ihre Handflächen übereinander auf den Unterbauch.
- Entspannen Sie Ihr Gesicht, lächeln Sie.
- Spüren Sie in Ihre Mitte (Dan Tian). Fühlen Sie, wie sich in Ihrem Unterbauch Wärme ausbreitet?
- Genießen Sie ein paar Minuten diesen entspannten Zustand.

Es gibt Dinge im Leben, die musst Du nehmen wie sie kommen:
Das Wetter, Deine Träume, Dein Alter,
alles Andere liegt in Deiner Hand.
(Unbekannt)

Nicht stillsitzen, sondern „bewegt sitzen"

Es geht nicht darum, dem Leben mehr Tage zu geben,
sondern den Tagen mehr Leben.
(Cicely Saunders)

In unseren Schulen und im Beruf werden wir zum Stillsitzen erzogen oder soll ich sagen „dressiert"? Unbeweglich stundenlang auf einem Stuhl zu sitzen ist keine artgerechte Haltung. Noch nie in der Geschichte der Menschheit war das Heer der „Stillsitzer" so groß wie heute und noch nie zuvor in der Menschheitsgeschichte waren die Wirbelsäulenprobleme so groß wie heute. Deshalb rate ich schon seit vielen Jahren all meinen Seminarteilnehmern nicht still zu sitzen. Das gelingt am besten, wenn wir uns **nicht hinten anlehnen**, sondern auf dem Stuhl etwas nach vorne rücken, so dass sich die Wirbelsäule bei der Tätigkeit frei mitbewegen kann.

„Wer rastet, der rostet": Die Wahrheit dieses Sprichwortes macht sich nach langem Sitzen deutlich bemerkbar. Trägheit geht mit einer Erschlaffung der Muskulatur einher und Stillsitzen hat den Verlust an Elastizität zur Folge. Die Wirbelkörper werden ohne Belastungen porös und die Bandscheiben, die von einem Wechselspiel von Be- und Entlastung lebendig bleiben, verhungern regelrecht. Damit die Bandscheiben ihre Elastizität behalten können, müssen sie regelmäßig Flüssigkeit aufnehmen, dies gelingt aber nur bei ausreichender Bewegung. Bei zu wenig Bewegung verkümmern jedoch sämtliche Bauteile der Wirbelsäule. Deshalb ist eine lebendige und gesunde Körperhaltung nicht starr, sondern immer voller Beweglichkeit und Veränderung.
Um die Entscheidung zu treffen: „Welche Haltung ist gut für mich?", ist als erster Schritt die Schulung der Körperwahrnehmung wichtig. Das bedeutet, ein sensibles Gespür dafür zu entwickeln, was dem Körper gut tut. Verspannungen, mit denen der Körper auf Überbelastungen reagiert, können so bewusst werden, noch bevor sie sich schmerzhaft äußern.

Die dümmste Erfindung
in unserem westlichen Kulturkreis ist der Stuhl.
(Dr. Günter Vogel)

Zu wenig Bewegung und zu langes Sitzen sind die wahre Ursache vieler körperlicher Beschwerden. Es ist stets wichtig, auf die Signale des Körpers aktiv und flexibel zu reagieren, zum Beispiel Lockerungsübungen zu praktizieren, anstatt weiterhin verkrampft dazusitzen. Oder fünf Minuten zu entspannen, bevor der Stress allzu groß wird. Aktives Handeln heißt vor allem auch, belastende Situationen auflösen, bevor diese uns krank machen. Es ist unmöglich, so weiterzumachen wie bisher und zu erwarten, dass etwas Besseres dabei herauskommt. Tiefgreifende Heilung bedarf immer einer Veränderung der Lebensgewohnheiten, der Denkweise und eines liebevolleren Umgangs mit sich und der Welt.

Wechseln Sie öfter mal Ihre Sitzposition. Rücken Sie immer wieder einmal nach vorne auf die Stuhlkante. Probieren Sie ein paar andere Sitzmöglichkeiten aus und erspüren Sie, was gut tut. Es gibt weder den idealen Stuhl noch die ideale Sitzposition. Ideal wäre ein ständiger Wechsel zwischen sitzen, stehen und gehen. In der Vielfalt liegt der Schlüssel. Nehmen Sie auch mal eine legere Haltung ein, stehen Sie öfters zwischendurch auf und strecken Sie sich genüsslich. Das regelmäßige Qigong-Trainingsprogramm stärkt nicht nur die Muskulatur, sondern es versorgt die Bandscheiben – die gallertartigen Puffer zwischen den Wirbeln – auch ausreichend mit Nährstoffen.

Die Definition von Wahnsinn ist,
immer wieder das Gleiche zu tun
und andere Ergebnisse zu erwarten.
Albert Einstein

Ihr Rücken ist ein Wunderwerk der Natur

Es gehört schon eine Menge Mut dazu,
schlicht und einfach zu erklären,
dass der Zweck des Lebens ist, sich seiner zu erfreuen.
(Lin Yutang)

Unsere Bandscheiben – die Kissen zwischen den Wirbelkörpern – federn Stöße ab und ermöglichen die Beweglichkeit der Wirbelsäule. Dieses Wunderwerk der Natur ist belastbarer, als die meisten Menschen denken. Es sind erfahrungsgemäß nicht die Belastungen des Alltags, die unsere Bandscheiben schädigen, sondern die fehlende Belastung.

Dies sind die Hauptursachen von Rückenschmerzen:
- **Bewegungsmangel** und die daraus erfolgende energetische Unterversorgung der Bandscheiben, Muskeln, Bänder und Sehnen.
- **Muskelabbau durch Unterforderung.** Wer schon einmal einen Arm in Gips hatte, weiß wie schnell der Körper Muskelmasse abbaut. Während einer Woche Bettlägerigkeit werden 30 % der Muskelmasse abgebaut.
- **Bänder erschlaffen durch Unterforderung** und können nicht mehr für Stabilität sorgen.
- **Durch ungenügende Bewegung** fehlt eine natürliche Pumpbewegung, die für einen ausreichenden Energie- und Wasseraustausch der Bandscheiben sorgt. Die Folge: Sie trocknen aus und schrumpfen.
- **Zu wenig Bewegung lässt die Knochen brüchig werden,** da ihnen der Reiz zum Knochenaufbau fehlt.
- Werden Wirbel und Gelenke nicht ausreichend bewegt, beginnt unweigerlich der **Knorpelabbau in den Gelenken.**
- Jahrelang wurde von vielen Ärzten Rückenschonung empfohlen. Diese Strategie hat aber oftmals nur in eine Sackgasse geführt, denn Schonung bedeutet Unterforderung. In unterforderten Körperteilen stagniert das Qi, Selbstheilungskräfte kommen zum Erliegen und weil die Durchblutung zu gering ist, dauern Heilungsprozesse viel länger.

Doch das können Sie glücklicherweise verhindern oder rückgängig machen

- Denken Sie daran: **Alles, was nicht mehr aktiv genutzt wird, wird abgebaut.** Wenn Ihnen dieser Teufelskreis bewusst wird, können Sie ihn durchbrechen.
- **Ausreichend Wasser trinken** ist eine gesunde und preiswerte Maßnahme, die Bandscheiben mit genügend Flüssigkeit zu versorgen.
- **Es ist nicht immer eine OP an der Bandscheibe notwendig.** Rückenschmerzen kommen nicht immer von den Bandscheiben und wenn Ihr Arzt sagt: „Da hilft nur eine Bandscheiben-OP‟‟ sollten Sie misstrauisch werden. Täglich werden in Deutschland Menschen operiert ohne den geringsten Erfolg. Auch wenn eine Bandscheibe auf Ihrem Röntgenbild nicht mehr so taufrisch wie am ersten Tag aussieht, müssen Ihre Schmerzen nicht hieraus entspringen. Der Grund für Ihre Rückenschmerzen kann ganz woanders liegen, wie zum Beispiel in mangelnder Bewegung. Suchen Sie deshalb vor einer überstürzten OP besser noch den Rat eines weiteren Therapeuten (z. B. eines Osteopathen oder ganzheitlichen Mediziners) und testen Sie die gezielten Übungen aus diesem Buch.

Wer bei Kleinigkeiten keine Geduld hat,
dem misslingt der große Plan.
(Konfuzius)

Schwachstelle Nacken

Wer das Ziel kennt, kann entscheiden.
Wer entscheidet, findet Ruhe.
Wer Ruhe findet, ist sicher.
Wer sicher ist, kann überlegen.
Wer überlegt, kann verbessern.
(Konfuzius)

Hals und Nacken sind ein Nadelöhr, durch das alle Nervenstränge sowie Blut- und Qi-Bahnen hindurchführen. Durch dieses Nadelöhr müssen die Luft- und Speiseröhre hindurch, die Halswirbel sollen frei beweglich sein, außerdem müssen der Kehlkopf, die Zungenmuskulatur und die Schilddrüse ausreichend Platz finden. Ist diese besondere Stelle verengt, wird vor allem das Gehirn ungenügend mit Qi versorgt. Die Folgen können sich neben Schulter- und Nackenschmerzen – unter denen ein Großteil der Menschen im Land leidet – auch in Migräne, Kopfschmerzen, Konzentrationsschwierigkeiten, Schlafstörungen und Sehstörungen äußern.

Dass unsere Halswirbelsäule ein sensibler Bereich ist, bringt der Volksmund zum Ausdruck:

- *Der Termin sitzt mir im Nacken.*
- *Das kostet mich Kopf und Kragen.*
- *Den Hals wagen.*
- *Das bricht mir das Genick.*
- *Das ist halsbrecherisch oder waghalsig.*

Wer mit dem Kopf durch die Wand will, hartnäckig oder starrköpfig ist, ist unflexibel und braucht sich über schmerzhafte Verspannungen nicht zu wundern.
Die Folgen einer Blockade des Qi-Flusses im Genick sind aber weitreichender, als den meisten Menschen bewusst ist. In der chinesischen Medizin wird z. B. der letzte Halswirbel als die „geheime Pforte zur Wahrheit" oder als „die Prominenz" bezeichnet, was erahnen lässt, welchen Stellenwert der Nacken in der TCM hat. Ich vergleiche den Nackenbereich mit seinen vielen Energie-, Nerven- und Blutbahnen gerne mit einer belebten Straßenkreuzung oder mit einer Brücke. Ist diese blockiert, hat das weitreichende Folgen auf den Verkehrsfluss der gesamten Stadt. Ir-

gendwann kommt der Verkehr auch in den Randbereichen zum Erliegen. Auf unseren Körper bezogen kann eine große Bandbreite von Beschwerden ihre primäre Ursache im Genick haben.

Sind die lebenswichtigen Versorgungsbahnen verengt, funktioniert die Kommunikation des Gehirns mit dem Körper nicht mehr optimal. Die Verbindung von Herz (Intuition) und Verstand (rationellem Denken) ist gestört.

Der Hals muss schmal und die Halswirbel müssen beweglich sein, damit wir unseren Kopf in alle Richtungen bewegen können. Wenn Sie nun bedenken, dass die Halswirbel, Muskeln und Bänder einen Kopf von 5-6 kg balancieren müssen – und das ein Leben lang – ist dies doch eine Meisterleistung. Manchmal genügt schon ein kräftiger Ruck, ein Ausrutscher, ein Fall auf das Hinterteil, ein Autoaufprall oder ein Sportunfall, diese Balance aus dem Gleichgewicht zu bringen. Tritt die Schädigung des Nackens durch einen Sportunfall bereits im Kindesalter auf, leiden diese Menschen oft lebenslang an den Folgen. Die Liste von möglichen Ursachen für Schädigungen der Halswirbelsäule lässt sich noch wesentlich verlängern, denn auch kleinere Belastungen können zu langfristigen Schäden führen. Blut-, Nerven- und Meridianbahnen können geklemmt werden und bei bestimmten Bewegungen des Kopfes zu Sehstörungen (Schwarzwerden vor den Augen), Gleichgewichtsstörungen sowie Taubheitsgefühlen in den Armen und Händen führen. Müdigkeit, Migräne, Kopfschmerzen oder Konzentrationsschwierigkeiten sind weitere Probleme, die den oberen Bereich des Körpers beeinträchtigen können. Da aber zahlreiche Nervenbahnen vom Kopf zu den entferntesten Organen und Körperteilen führen, können praktisch unendlich viele Beschwerden mit einer Störung in der Schwachstelle Nacken zusammenhängen. Wenn auch Sie unter Beschwerden leiden, die bisher keine Verbesserung durch therapeutische Maßnahmen zeigten, ist die Möglichkeit einer Blockade im Genick mit in Betracht zu ziehen. Suchen Sie einen erfahrenen Therapeuten auf, der eine ganzheitliche Sicht von den Zusammenhängen des menschlichen Bewegungsapparates besitzt.

Man kann ein Problem nicht mit der gleichen Denkweise lösen,
mit der es erschaffen wurde.
(Albert Einstein)

Der Aufbau der Halswirbelsäule

Unsere Halswirbelsäule besteht aus sieben Wirbeln, wobei sich die ersten beiden Wirbel – Atlas und Axis – von allen anderen Wirbeln der Wirbelsäule unterscheiden. Auf dem Atlas sitzt der Schädel auf. Dieses Gelenk ermöglicht eine Nickbewegung (das Ja-Gelenk). Das Kopfschütteln wird durch das zweite Gelenk (das Nein-Gelenk) zwischen Atlas und Axis ermöglicht. Die gelenkige Verbindung der ersten beiden Wirbel macht die Drehbewegungen des Halses und des Kopfes in den verschiedenen Richtungen möglich. Zwischen diesen beiden oberen Halswirbeln befindet sich keine Bandscheibe. Die Wirbel liegen dicht aufeinander, nur durch eine Knorpelschicht geschützt. Zwischen dem zweiten und dritten Halswirbel befindet sich die erste Bandscheibe.

Die Halswirbelsäule ist der beweglichste Teil unserer Wirbelsäule, die täglich großen Belastungen ausgesetzt ist. Neben der Lendenwirbelsäule ist sie die größte Schwachstelle in der gesamten Wirbelsäule. Dass der Atlaswirbel ein sensibler Bereich ist, lässt sich schon aus der griechischen Mythologie herausleiten. Der Riese muss zur Strafe ewig das Gewicht des Himmelsgewölbes auf seinen Schultern tragen. Da unser erster Halswirbel ein Leben lang das Gewicht des Kopfes tragen muss, wurde dieser Wirbel Atlas genannt. Der Aufbau der beiden oberen Halswirbel weist eine präzise Anatomie auf und die geringsten Abweichungen von dieser Idealposition führt zu gravierenden Auswirkungen auf das ganze System Mensch.

So führt z. B. durch alle Wirbel ein Wirbelkanal, durch den wichtige Nervenleitbahnen von und zum Gehirn führen. Bei einer nur geringfügigen Verschiebung im Atlas-Schädel-Gelenk ist diese wechselseitige Kommunikation vom Gehirn zum restlichen Körper empfindlich gestört.

Verbringe jeden Tag einige Zeit mit Dir selbst.
(Buddhistische Weisheit)

Was kann ich selber tun?

Beschwerden, die von der Halswirbelsäule ausgehen, werden unter dem Begriff Halswirbel- oder HWS-Syndrom zusammengefasst. Schätzungsweise 40 % der Bundesbürger leiden einmal jährlich an diesem Problem, wobei bei 12 % die Beschwerden chronisch werden. Nackenverspannungen bauen sich über einen längeren Zeitraum auf. Sie sind das Resultat von Bewegungsmangel und einer starren Körperhaltung. Der menschliche Körper braucht täglich genügend Bewegung und ist nicht wie eine Maschine in der Lage, längere Zeit in einer starren Haltung zu verbringen. Denken Sie immer daran: Leben ist Bewegung – Starre ist der Tod. Bringen Sie mehr Bewegung in Ihr Leben.

Eine instabile Halswirbelsäule wird unbeweglich und kann mit der Zeit versteifen. Eigeninitiative ist also dringend erforderlich. Neben einer ärztlichen Abklärung der Beschwerden, die ich dringend anrate, können Sie selbst eigenverantwortlich zu einer spürbaren Besserung beitragen. Klären Sie mit Ihrem Therapeuten ab, ob die folgenden Übungen für Sie gut und richtig sind. Wenn Sie sich jedoch beim Üben langsam, achtsam und immer nur im schmerzfreien Rahmen bewegen, können Sie sich nicht schaden.

Verspannungen und Verkrampfungen entwickeln sich langsam und können auch nur langsam mit dem Übungsprogramm verschwinden. Wenn Sie dauerhaft beschwerdefrei leben möchten, brauchen Sie etwas Geduld. Diese Geduld wird belohnt durch mehr Lebensqualität, durch besseres körperliches und geistiges Wohlergehen. Wenn Ihre Nackenregion mit Hilfe der hier beschriebenen Übungen wieder beweglich, locker und durchlässig wird, erreichen Sie als Nebeneffekt ein jugendliches Aussehen und fördern die Verbindung zwischen Herz und Intellekt.

Es kam eine Frau zum Meister,
die ihn nach dem Geheimnis eines erfolgreichen Lebens fragte.
Die Antwort des Meisters lautete:
Mach jeden Tag einen Menschen glücklich!
Und nach einem kurzen Moment fügte er hinzu:
Selbst wenn dieser Mensch du selbst bist.
Und einen weiteren Augenblick später sagte er:
Vor allem, wenn dieser Mensch du selbst bist.
(Eine Geschichte aus dem Zen)

Entspannter Schulter- und Nackenbereich leicht gemacht

Konzentriere Dich auf wesentliche Dinge
und lebe mit Dir und der Welt in Frieden.
(Seneca)

Beim Schreiben dieses Buches habe ich lange überlegt, ob ich die nun folgende Übungsreihe erneut auflegen soll. Ich habe sie bereits in meinen Büchern „Glücklich und Gesund mit Qi Gong" und „Besser Sehen mit Qi Gong" veröffentlicht. Soll ich Ihnen wirklich wieder diese „olle Kammelle" zumuten? Aber bis vor 25 Jahren litt ich selber unter sehr schmerzhaften Verspannungen im Schulter-Nackenbereich sowie unter Kopfschmerzen. Viele verschiedene Methoden habe ich damals ausprobiert und nach ein paar Wochen wieder verworfen. Einzig der gleich beschriebenen Qigong-Übungsreihe habe ich es zu verdanken, dass ich heute beschwerdefrei bin. Auch meine Seminarteilnehmer berichten immer wieder, dass es sich hierbei um eine sehr wirkungsvolle Methode handelt. Dazu sind die einzelnen Übungen noch zu erlernen. Dann ist mir aber Gott sei Dank ein Zitat von Friedrich Schiller eingefallen:

Einfachheit ist das Resultat der Reife.

Das bedeutet doch, dass Lösungen und geniale Einfälle nicht immer kompliziert sein müssen. Genialität zeichnet sich meistens durch Einfachheit aus. Es ist nicht erforderlich, das Rad neu zu erfinden, es vereinfacht das Leben sehr, wenn wir es uns gestatten, auch mal auf Bewährtes zurückzugreifen. Und hierzu passt noch eine alte daoistische Weisheit:

Im Einfachen ist das Besondere,
und im Besonderen ist das Einfache zu finden.

Der Übungsablauf
Die nun folgende Übungsserie soll Ihnen zur Entspannung des Rückens und der Schulter-Nackenpartie verhelfen. Ein regelmäßiges Training (möglichst täglich) führt Sie immer schneller in eine tiefere körperliche und geistige Entspannung.

- Diese Zeit gehört nur Ihnen alleine, Sie dient Ihrem Wohlbefinden und der größtmöglichen Entspannung. Achten Sie deshalb darauf, sich nur im schmerzfreien Rahmen zu bewegen. Beachten Sie die Signale Ihres Körpers!
- Sorgen Sie dafür, dass Sie ungestört bleiben; Telefon, Handy und Haustürklingel ausschalten.
- Bitte setzen Sie sich auf einen Stuhl oder Hocker, am besten vorne auf die Stuhlkante. Stellen Sie die Füße hüftbreit und parallel. Die Unterschenkel bilden mit den Oberschenkeln einen rechten Winkel. Die Hände ruhen ganz locker auf den Oberschenkeln, mit den Handflächen nach oben.
- Bitte die Augen schließen und geschlossen halten. Entspannen Sie sich, schalten Sie ab vom Alltag. Aufkommende Gedanken auf einen späteren Zeitpunkt vertrösten! Der Atem fließt ruhig und gleichmäßig durch die Nase ein und aus.
- Entspannen Sie bewusst Ihr Gesicht, lächeln Sie.
- Bewegen Sie sich bei allen Übungen so langsam wie möglich und bleiben Sie immer in Ihrem persönlichen Wohlfühlbereich. Damit vermeiden Sie eine Überdehnung der Muskeln und Sehnen. Belastungen für Ihre HWS können so nicht auftreten, schon gar keine Überlastungen.

Die Weisheit des Lebens
besteht im Ausschalten der unwesentlichen Dinge.
(Aus China)

Die Übungen
1. Übung: Der Pfau nickt mit dem Kopf
- Senken Sie den Kopf beim Ausatmen im Zeitlupentempo mit dem Kinn Richtung Brust.
- Dann den Kopf beim Einatmen wieder heben.
- Bewegen Sie sich immer nur im schmerzfreien Rahmen. Ihr Wohlbefinden ist ausschlaggebend dafür, wie weit Sie sich bewegen können. Während des Trainings die Aufmerksamkeit auf den Nackenbereich legen.
- Wiederholen Sie diese Übung achtmal.

2. Übung: Der Kranich nimmt das Wasser auf
- Schieben Sie zuerst das Kinn nach vorne, dann senken und nahe an der Brust wieder hochführen. Das Kinn (der Kranichschnabel) beschreibt eine Kreisbahn. Die Bewegung findet hauptsächlich im HWS-Bereich (Kranichhals) statt.

54

- Nach vier Kreisbewegungen in die Gegenrichtung kreisen.

3. Übung: den Kopf zur Seite drehen
- Stellen Sie sich vor, dass sich Ihr Kopf ganz leicht und schwerelos anfühlt.
- Drehen Sie ihn ganz langsam nach links. Je langsamer und bewusster Sie sich bewegen, desto größer ist die Heilkraft.
- Anschließend wieder nach rechts drehen. Richten Sie dabei Ihre Aufmerksamkeit auf den Nackenbereich.
- Bitte entscheiden Sie selbst, wie weit Sie gehen können. Etwaige Schmerzen haben eine Warnfunktion: bis hierher und nicht weiter. Sie sollten sich wohlfühlen.
- Wiederholen Sie die Übung achtmal.

4. Übung: den Kopf seitwärts neigen
- Neigen Sie Ihren Kopf ganz langsam und gleichmäßig nach links, so dass sich das Ohr Richtung Schulter bewegt. Nur so weit, wie es sich für Sie gut anfühlt.
- Anschließend den Kopf in die Gegenrichtung neigen.
- Sie spüren dabei in den Nackenbereich und bewegen sich ganz behutsam.

5. Übung: der Schildkrötenhals
- Denken Sie bei dieser Bewegung an eine Schildkröte, deren Hals sehr beweglich ist. Zeichnen Sie mit Ihrer Nase Kreise in die Luft. Dazu zuerst den Hals lang machen, den Kopf nach links neigen, dann nach unten und rechts wieder hoch kreisen.
- Langsam und gleichmäßig kreisen.
- Nach vier Kreisbewegungen in die Gegenrichtung kreisen.

6. Übung: Schulterkreisen nach hinten
- Lassen Sie Ihre Arme ganz locker seitlich am Körper hängen. Die Schultern sind ganz entspannt.
- Nun die Schultern nach hinten kreisen. Das heißt: Vorne die Schultern hochziehen und hinten senken. Ganz langsam und gleichmäßig.
- Nach acht Wiederholungen die Arme und Schultern wieder ganz locker und entspannt hängen lassen und nachspüren. Diese Übung soll auch die Körperhaltung verbessern, deshalb nur nach hinten kreisen

1. Der Pfau nickt mit dem Kopf

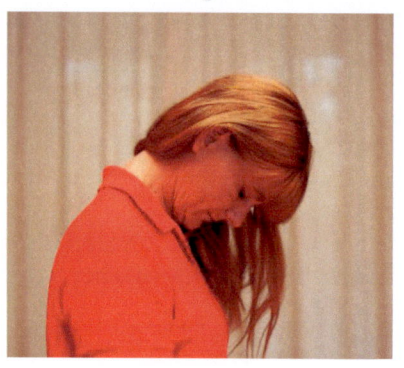

2. Die Kranich-Übung

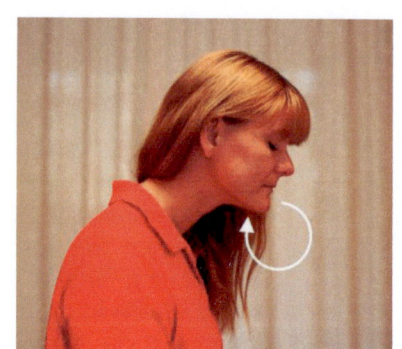

3. Den Kopf zur Seite drehen

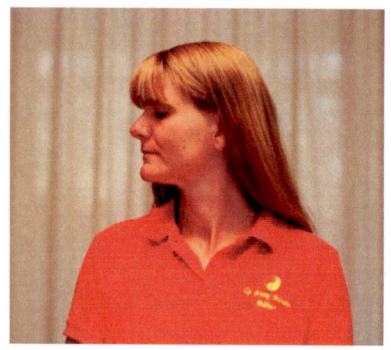

4. Den Kopf seitwärts neigen

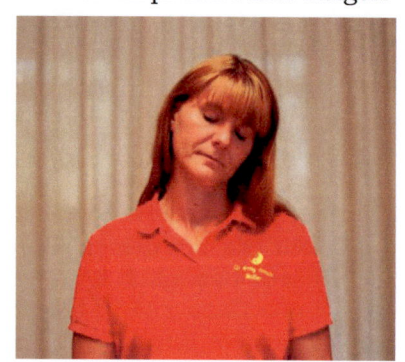

5. Der Schildkrötenhals

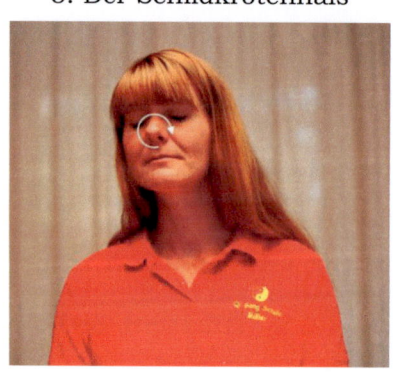

6. Schulterkreisen nach hinten

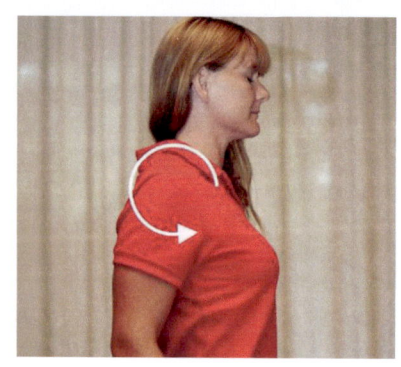

7. Armkreisen	8. Die Schultern nach hinten dehnen

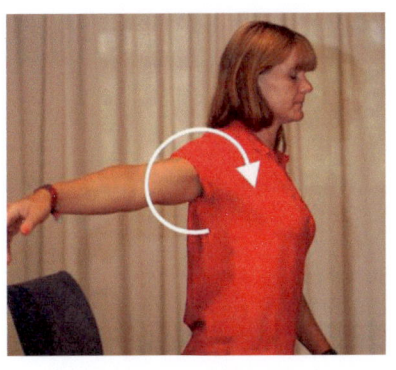 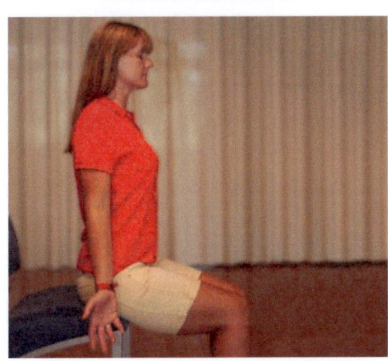

7. Übung: Armkreisen

- Beginnen Sie den linken Arm nach vorne zu kreisen. Ganz langsam und gleichmäßig wie eine Windmühle bei leichtem Wind.
- Nach vier Wiederholungen in die Gegenrichtung kreisen.
- Zum Stillstand kommen und mit dem rechten Arm zuerst nach vorne und dann nach hinten kreisen.

8. Übung: die Schultern nach hinten dehnen

- Lassen Sie die Arme seitlich am Körper hängen. Die Schultern sind entspannt, Sie atmen ganz langsam und gleichmäßig.
- Die Handflächen langsam nach außen drehen und dabei die Schultern sanft nach hinten dehnen.
- Die sanfte Dehnung kurz halten und dann locker lassen.
- Beim „Nach-hinten-dehnen" einatmen und beim Loslassen ausatmen.
- Wiederholen Sie die Übung achtmal.
- Diese Übung soll auch die Körperhaltung verbessern, deshalb nur nach hinten dehnen.

9. Abschlussübung – Die Entspannungsphase

- Bleiben Sie noch ein paar Minuten entspannt sitzen, konzentrieren Sie sich auf Ihre Nackenregion und spüren Sie die wohltuende Wärme.
- Ihr Kopf fühlt sich leicht an, als würde er schweben. Die Gesichtszüge sind entspannt, lächeln Sie.

- Richten Sie nun Ihre Aufmerksamkeit auf den Atem. Atmen Sie ganz langsam und gleichmäßig durch die Nase ein und aus.
- Beim Einatmen spüren Sie, wie die frische Luft die Nasenöffnungen etwas kühlt.
- Beim Ausatmen erwärmt die warme Luft aus dem Körper die Nasenöffnungen.
- Beobachten Sie so lange (ca. fünf Minuten und mehr) Ihren Atem, bis Sie das Gefühl bekommen, dass es Zeit wird, die Übung zu beenden.
- Beginnen Sie, Ihre Hände kräftig aneinander zu reiben!
- Reiben Sie Ihr Gesicht! Massieren Sie Ihre Ohren zwischen Daumen und Zeigefinger. Strecken Sie die Arme hoch, dabei tief ein- und ausatmen.
- Öffnen Sie die Augen! Sie sind hellwach und entspannt.

Der Tag, an dem du einen Entschluss fasst,
ist ein Glückstag.
(Unbekannt)

Wirkungsvoll Schultern, Arme und Hände trainieren

Die folgenden Übungen sind einfach und entspannen wirkungsvoll. Lassen Sie sich dafür Zeit. Wenn Sie alle Übungsschritte verinnerlicht haben, dauert das Training nur wenige Minuten. Dies ist eine gute Investition in Ihre Gesundheit und Lebensfreude.

- Sorgen Sie dafür, dass Sie ungestört bleiben; Telefon, Handy und Haustürklingel ausschalten.
- Bitte setzen Sie sich auf einen Stuhl oder Hocker, am besten vorne auf die Stuhlkante. Stellen Sie die Füße hüftbreit und parallel. Die Unterschenkel bilden mit den Oberschenkeln einen rechten Winkel. Die Hände ruhen ganz locker auf den Oberschenkeln, mit den Handflächen nach oben.

- Bitte die Augen schließen und geschlossen halten. Entspannen Sie sich, schalten Sie ab vom Alltag. Vertrösten Sie aufkommende Gedanken auf einen späteren Zeitpunkt.
- Atmen Sie ruhig und gleichmäßig durch die Nase ein und aus.
- Entspannen Sie bewusst Ihr Gesicht, lächeln Sie.
- Bewegen Sie sich bei allen Übungen so langsam wie möglich und bleiben Sie immer in Ihrem persönlichen Wohlfühlbereich. Damit vermeiden Sie eine Überdehnung der Muskeln und Sehnen.
- Wiederholen Sie jede Übung achtmal.
- Gerne können Sie zwischen den Übungen die Arme seitlich des Körpers hängen lassen und die Hände ausschütteln.

Der Übungsablauf

1. Die Handgelenke aktivieren
- Strecken Sie Ihre Arme in Schulterhöhe nach vorne, die Hände mit den Fingerspitzen nach oben und dann nach unten bewegen.
- Achten Sie dabei auf eine sanfte Dehnung in den Handgelenken.

2. Gegenläufige Bewegung der Hände
- Die gleiche Bewegung ausführen wie 1., aber gegenläufig.
- Das heißt: Die Finger einer Hand schauen nach oben und die Finger der anderen Hand zeigen nach unten.

3. Finger spreizen und Fäuste ballen
- Die Arme sind immer noch in Schulterhöhe ausgestreckt.
- Nun abwechselnd die Finger spreizen und zu Fäusten ballen.

4. Gegenläufiges Spreizen und Fäuste ballen
- Die gleiche Bewegung ausführen wie 3., aber gegenläufig.
- Das heißt: Eine Hand spreizen und die andere Hand zur Faust ballen.

5. Handflächen zusammendrücken
- Die Handflächen zehn Sekunden lang zusammendrücken.
- Entspannen Sie sich dann wieder ganz bewusst zehn Sekunden lang.

1. Handgelenke aktivieren

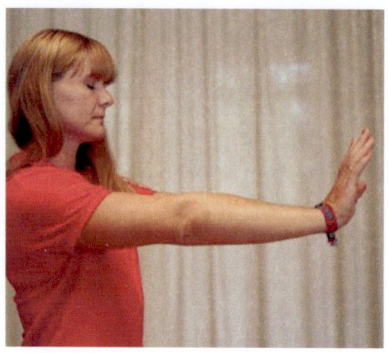

1. Handgelenke aktivieren

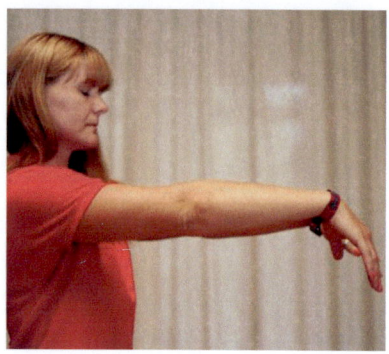

2. Gegenläufige Bewegung

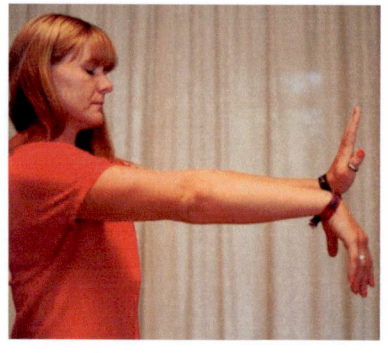

3. Finger spreizen und Fäuste ballen

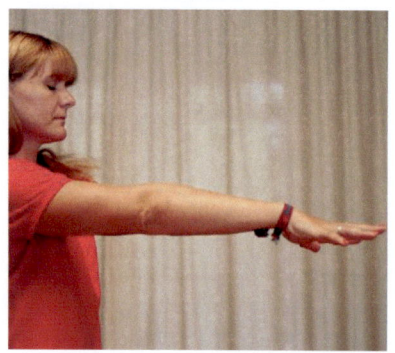

3. Finger spreizen und Fäuste ballen

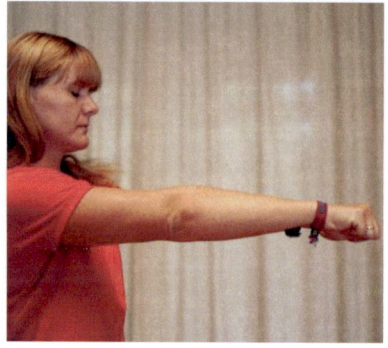

4. Gegenläufiges Spreizen und Fäuste ballen

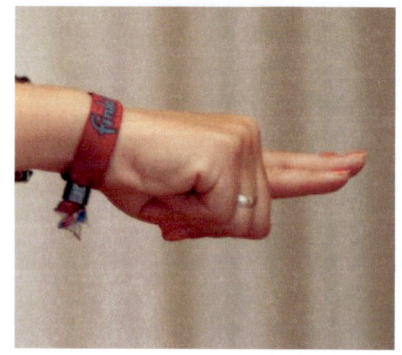

5. Handflächen zusammendrücken	6. Fingerhaken
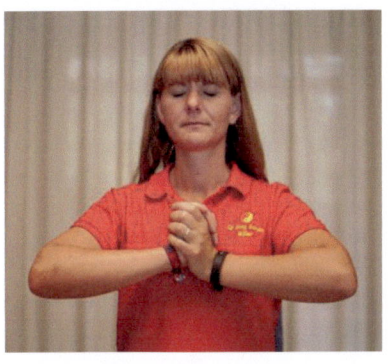	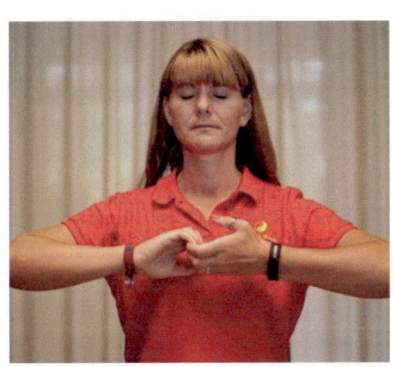

6. Fingerhaken

- Die Finger verhaken und zehn Sekunden lang auseinander dehnen.
- Entspannen Sie sich dann wieder ganz bewusst zehn Sekunden lang.

7. Schulterrollen nach hinten

- Ziehen Sie ganz langsam die Schultern nach oben und richten Sie dabei Ihre Brustwirbelsäule auf. Lassen Sie die Schultern in einer Kreisbewegung nach hinten sinken.

8. Nachspüren

- Lassen Sie ganz entspannt die Arme seitlich des Körpers hängen.
- Nehmen Sie sich ein paar Minuten Zeit zur Entspannung der Schultern, Arme und Hände.
- Spüren Sie den Qi-Fluss, ein Kribbeln oder angenehme Wärme)?

Verwandele große Schwierigkeiten in kleine –
und kleine in gar keine!
(Aus China)

Nicht nur die Wirbelsäule leidet unter der Arbeit am Computer

In den letzten Jahrzehnten hat sich in unserer Gesellschaft ein tiefgreifender Wandel vollzogen. Hatten unsere Vorfahren als Jäger, Sammler, Bauer, Handwerker o. ä. noch viel Bewegung an frischer Luft, so sind wir heute zu Stubenhockern geworden. Schon Kinder sitzen täglich stundenlang in der Schulbank, dann über den Hausaufgaben und später vor dem Computer und Fernseher.

Bei Erwachsenen sieht der Alltag nicht besser aus. Besonders das stundenlange Sitzen vor dem Computer ist eine große Belastung. Die Muskeln und die Wirbelsäule werden dabei nicht ausreichend trainiert. Die Muskeln, welche die Wirbelsäule eigentlich stützen sollen, verkrampfen. Es kommt zu Fehlhaltungen. Durch die starre Körperhaltung verkrampft sich dann auch zwangsläufig die Schulter- und Nackenmuskulatur.

Die eintönigen und einseitigen Bewegungen, die sich ständig wiederholen, sind eine Belastung für den ganzen Körper und melden sich irgendwann als Schmerz.

Schmerzen in Armen und Händen bei der Computerarbeit werden Mausarm, Maushand oder Mausfinger genannt.

> *„Nicht das Wesentliche kostet Kraft,*
> *sondern das Unwesentliche drumherum."*
> *(Unbekannt)*

Stress bei der Arbeit am Computer

Wichtig zu wissen: An der Stelle, an der wir den Schmerz spüren, muss nicht unbedingt die Ursache für den Schmerz liegen. Durch die ganzheitlichen Übungen des Qigong wird jedoch der ganze Körper mit einbezogen, es werden auch die Bereiche erfasst, an denen der Schmerz nicht auftritt, die aber am Schmerz beteiligt sind.

Anspannung und Stress sind in unserer heutigen Arbeitswelt keine Seltenheit, sondern die Regel. Psychischer Stress wirkt auch auf den Körper und führt zu Verspannungen, und eine angespannte Körperhaltung wirkt wiederum verspannend auf die Psyche. Ein Teufelskreis beginnt. Sie selbst haben aber die Wahl, wie Sie auf diese Situation reagieren. Sie können bewusst diesen

Teufelskreis durchbrechen, mit gezieltem Training und ganzheitlicher Entspannung.

Die folgenden Übungen helfen Ihnen – bei geringem Zeitaufwand – die Spannungen zu lösen. Sie gewinnen dadurch mehr Lebensfreude, Lebensqualität und werden beweglicher.

„Mausarm"-Übung

Die sehr schmerzhaften Entzündungen der Sehnen des Armes und der Hand können chronisch werden und jede Bewegung mühsam machen. Unsere Arme und Hände sind nicht für Tausende tägliche Mausklicks am Computer konstruiert. Die wiederholt gleichen und einseitigen Bewegungen sind nicht artgerecht.

Diese Dehnübung ist eine effektive Möglichkeit, dem „Mausarm" vorzubeugen und leichte Schmerzen zu mildern. Führen Sie die Übungen langsam aus und halten Sie jede Position drei Sekunden lang.

- Strecken Sie beide Hände in Schulterhöhe nach vorne aus und spreizen Sie die Finger.
- Ballen Sie die Hände zu einer Faust zusammen.
- Die lockere Faust im Handgelenk nach unten beugen (nur soweit es schmerzfrei möglich ist).
- Dann die Faust im Handgelenk nach oben beugen.
- Und schließlich die Finger wieder nach vorne strecken und spreizen.
- Wiederholen Sie die Übung vier bis sechsmal und schütteln Sie dann die Hände aus.

Wenn Du etwas so machst wie seit zehn Jahren,
dann sind die Chancen groß,
dass du es falsch machst.
(Charles Veltering)

63

Yin und Yang, die Welt der Gegensätze

Das Yin-Yang-Konzept ist die wichtigste Theorie der chinesischen Medizin. Yin bedeutet ursprünglich „die Schattenseite des Berges" und Yang die „Sonnenseite des Berges".
Auch bei uns im Westen ist das Yin-Yang-Symbol (Kreis mit dunkler und weißer Fläche) bekannt. Die dunkle Fläche repräsentiert Yin und die helle Fläche Yang.

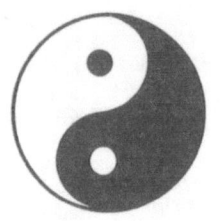

Die kleinen Kreise innerhalb beider Flächen zeigen, dass in jeder Seite schon der Keim für das Entgegengesetzte enthalten ist. Deshalb können wir nicht behaupten, dass dies oder jenes 100 % Yin oder Yang ist. Die Kräfte sind weder starr noch absolut, sondern stetig im Wandel begriffen. Yin und Yang sind Symbole für das Polaritätsprinzip, die Dualität und die Welt der Gegensätze. Wir können uns darunter zwei Grundprinzipien des Lebens vorstellen gegensätzlich, jedoch einander ergänzend.

Yin	Yang
weiblich	männlich
unbewusst	bewusst
Winter	Sommer
Kälte	Hitze
dunkel	hell
weich	hart
innen	außen
Nacht	Tag
Mond	Sonne
Wasser	Feuer
passiv	aktiv
langsam	schnell
Stillstand	Bewegung
Materie	Energie

Wie alles Lebendige leben auch wir in einem Wechselspiel der beiden Kräfte Yin und Yang (Entspannung und Anspannung). Ein Leben in steter Anspannung wird uns Krankheit und Leid bringen. Auf der anderen Seite ist es aber unmöglich, in vollkommener Entspannung zu leben. Zum Leben und Lebendigsein gehören Yin und Yang. Wir brauchen beides, die Aufregung und die Stille, die Arbeit und die freie Zeit. Wir brauchen den Tag und die Nacht, die eifrige Tätigkeit und das Nichtstun. Wir brauchen das Geben und das Nehmen, den Morgen und den Abend, die Nähe und die Abgrenzung.

Erstrebenswert ist es, in diesem Wechselspiel des Lebens die eigene Mitte zu finden, um einen Ausgleich zu bewirken. Dies vermeidet wirkungsvoll die vielen möglichen, körperlichen und seelischen Folgen, die eine Daueranspannung mit sich bringt.

Unsere bekannten westlichen Sportarten bieten Ihnen nicht den gewünschten Effekt. Wer sich nach einem langen sowie angespannten Arbeitstag abends beim Sport nochmals unter Druck setzt, sich selbst und anderen etwas beweisen und gewinnen möchte, wird auf Dauer verlieren und zwar seine Gesundheit.

> *Die Weisen griffen nicht erst dann ordnend ein,*
> *wenn eine Krankheit ausgebrochen war;*
> *sie ordneten dort, wo noch keine Krankheit bestand.*
> *(Nei Jing)*

Die verlorene Mitte wiederfinden

> *Wenn die Mitte stark ist,*
> *können die 1000 Krankheiten geheilt werden.*
> *(Su Wen)*

Der moderne Mensch des Industriezeitalters ist nicht mehr in seiner Mitte. Wir sind eine Gesellschaft von überwiegend rational denkenden „Kopfmenschen". Der Kopf und das Denken sind für viele zum Mittelpunkt des Lebens geworden. Nach der Arbeit „raucht" dann oft der Kopf vom übermäßigen Denken, Kopfschmerz und Verspannungen sind die Folge. Wer dazu auch noch viel grübelt und sich unnötige Sorgen macht, ist „kopflastig" und somit nicht mehr in seiner Mitte. Ohne eine gesunde Mitte wird der Alltag als Fülle von Belastungen erlebt, die an den Reserven und Energien zehren und uns erschöpfen. Sind wir nicht in der Mitte, so kreisen die Gedanken unaufhörlich umher. Wir fühlen uns fremd, nirgendwo zu Hause oder haben das Gefühl, „den Boden unter den Füßen zu verlieren".

Die im 12.bis 13. Jahrhundert gegründete „Schule der Mitte" hatte das Anliegen, über eine angemessene Ernährung und Körperübungen die Mitte zu stärken. Eine gute Mitte versorgt den ganzen Organismus optimal mit Qi und ist so die Grundlage für Gesundheit und Glück. Das unentwegte Kreisen der Gedanken um stets dieselben Themen, das Sichsorgen und Grübeln, müssen unterbunden werden, denn auch mentale oder geistige Nahrung muss „verdaut" werden. Das übermäßige Ansammeln von Informationen überfordert uns und ist lediglich unnützer Ballast. Anstatt nun Zerstreuung vor dem Bildschirm zu suchen, ist das „Sich-Zentrieren" der deutlich Erfolg versprechendere Weg. Wer immerzu Unterhaltung im Außen sucht, wird nie seine Mitte finden. Durch Unterhaltung werden wir unten gehalten und können somit keine großen Höhenflüge im Leben erleben.

Sorge dich nicht, lebe

Ein chinesischer Bauer ging die Straße entlang. Über seiner Schulter hielt er einen Stock. An diesem Stock hing ein Topf, der mit Suppe aus Sojabohnen gefüllt war.

Plötzlich stolperte der alte Mann, der Topf fiel zu Boden und zerbrach. Doch er ging unbeirrt weiter, verschwendete keinen Augenblick an den Zwischenfall.

Ein anderer Passant, der das Missgeschick des Bauern beobachtet hatte, stürzte herbei und rief aufgeregt: „Hast du denn nicht mitbekommen, dass dein Topf zerbrochen ist?"

Der Alte ging ruhig weiter und sagte: „Doch, ich habe ihn runterfallen hören."

Der Passant schüttelte verständnislos seinen Kopf. „Und du hast dich noch nicht einmal umgedreht und etwas unternommen?"

Der Alte lächelte und schaute den betroffenen Passanten an: „Der Topf ist zerbrochen, die Suppe ist weg. Was soll ich dagegen unternehmen?"

(Unbekannt)

Viele Menschen sind Meister in der Kunst, sich selbst unglücklich zu machen. Sie suchen am blauen Himmel nach finsteren Wolken. Sie grübeln über lange zurückliegende Begebenheiten, ärgern sich über alle möglichen Kleinigkeiten. Sorgen, Kummer und Ängste lassen sie nicht zur Ruhe kommen.

Vielleicht kann uns der chinesische Bauer ein Vorbild sein. Es hat keinen Sinn, sich an zerbrochenen Schüsseln die Zähne auszubeißen.

Sorgen machen alles nur noch schlimmer.
Wenn es Sorgen sind, an denen man etwas ändern kann,
gibt es keinen Grund zu verzweifeln.
Wenn man aber nichts ändern kann,
dann hilft Verzweiflung auch nicht,
dann muss man sich fügen.
(Dalai Lama)

So finden Sie Ihr seelisches Gleichgewicht

Die Welt wird sich immer dann im Gleichgewicht befinden, wenn wir selbst in unserer Mitte ruhen. Wenn wir lange Zeit unausgewogen sind, brauchen wir dringend den Ausgleich, sonst werden wir krank, unglücklich und ungenießbar. In der Philosophie der TCM gibt es nur eine einzige Krankheit und die heißt Energie-Ungleichgewicht, jede Maßnahme, die dieses Gleichgewicht wieder herstellt, führt zu unserem Heil.

Wer nicht in seiner Mitte ist, kann seinen eigenen Körper nicht positiv wahrnehmen. Oftmals wird der Körper nur dann wahrgenommen, wenn er schmerzt. Es bedarf deshalb auch etwas Übung, wieder die eigene Körpermitte zu fühlen, um dadurch die eigene Mitte zu finden. Indem wir die Aufmerksamkeit auf unsere körperliche und energetische Mitte im Dan Tian (etwa zwei Finger breit unterhalb des Bauchnabels) richten, zentrieren wir uns wirkungsvoll. Diese Stelle tief in der Körpermitte ist ein Energiespeicher, der unendlich viel Qi aufnehmen und bevorraten kann. Das „Sich-zentrieren" ist eines der grundlegenden Anliegen im Qigong.

Leider suchen wir in unserer freien Zeit genau das Gegenteil: die Zerstreuung.

- Mit Hilfe der Unterhaltungsindustrie werden wir unten gehalten.
- Wer sich zerstreut, vergeudet seine wertvollen Ressourcen.
- Wer sich innerlich sammelt, ist unbesiegbar.

Laotse, der Begründer des Daoismus, hat erkannt, warum es so wichtig ist, täglich zur Ruhe zu kommen und seine Mitte zu finden:

Wir fügen Speichen in einem Rad zusammen,
aber es ist das Loch in der Mitte,
das die Bewegung des Wagens bewirkt.
Wir formen Ton zu einem Topf,
aber es ist die Leere darin;
die das Gewünschte enthält.
Wir zimmern Holz für ein Haus,
aber es ist die Leere darin,
die es bewohnbar macht.
Wir arbeiten mit Materie, mit dem was ist,
doch das Nichts darin macht seinen Nutzen aus.

Die nun folgende Übung, in der Sie Ihre eigene Mitte bewusst wahrnehmen, wirkt sich für jeden und auf alles in Ihrem Leben positiv aus. Immer wenn Sie in Ihrer Mitte ruhen, finden Sie Ihre seelische und körperliche Balance, sind entspannt, glücklich und gesund. Indem Sie Ihre Körperhaltung ins Lot bringen, die eigene Mitte finden, werden Sie wieder sorgenfrei im gegenwärtigen Augenblick leben.

Übung: die Mitte finden
1. Die Silberschnur

- Setzen Sie sich auf die vordere Stuhlkante, die Füße schulterbreit auf dem Boden, die Augen geschlossen.
- Stellen Sie sich einen Faden (Silberschnur) vor, der von der höchsten Stelle Ihres Kopfes bis ins Universum reicht.
- Sie sind angebunden an die unendliche Energie des Universums.
- Nehmen Sie die Wirbelsäule wahr, durch die die silberne Schnur weiter verläuft. Die einzelnen Wirbel der Wirbelsäule sind auf der Schnur aufgereiht wie eine Perlenkette.
- Sie sind im Lot.

- Stellen Sie sich vor, wie der Faden vom Steißbein aus nach unten weiter bis tief in die Erde reicht.
- Sie sind fest verwurzelt mit der Erde und spüren den Boden unter den Füßen.
- Sie sind ein Teil des unendlichen Kosmos. Eingebunden zwischen Himmel und Erde. Dazwischen ist die Wirbelsäule, wie eine Perlenschnur. Sie sind im Lot.

2. Die Mitte spüren
- Legen Sie nun Ihre Hände übereinander auf Ihren Unterbauch (Dan Tian).
- Richten Sie die Aufmerksamkeit auf Ihre Körpermitte, lassen Sie Ihren Atem langsam und gleichmäßig in diese Mitte ein- und ausfließen.
- Spüren Sie Ihre Mitte. Sie sind ausgeglichen, zuversichtlich und voller Selbstvertrauen.
- Lächeln Sie so, wie Sie einem geliebten Menschen zulächeln.
- Nehmen Sie den Rhythmus des Atems wahr.
- Atmen Sie in Ihre Mitte, nehmen Sie mit jedem Atemzug neue, frische Lebensenergie auf.
- Schenken Sie sich ein Lächeln und spüren Sie liebevoll Ihren Körper.

3. Zurückkehren
- Wenn Sie das Gefühl bekommen, dass es Zeit wird, die Übung zu beenden, räkeln und strecken Sie sich.
- Beginnen Sie, Ihre Hände kräftig aneinanderzureiben!
- Reiben Sie Ihr Gesicht! Massieren Sie Ihre Ohren zwischen Daumen und Zeigefinger. Strecken Sie die Arme hoch, dabei tief ein- und ausatmen.
- Öffnen Sie die Augen! Sie sind hellwach und entspannt.

Es gibt nur einen Tempel, das ist der menschliche Körper.
Nichts ist heiliger als seine hohe Gestalt.
Man berührt den Himmel,
wenn man eines Menschen Leib betastet.
(Novalis)

Geistige Beweglichkeit und körperliche Bewegung sind der beste Schutz vor Demenz

Gehören Sie auch zu den Menschen, die sich sehnsüchtig auf die Rente freuen? Sie sollten wissen, dass die Rentenzeit risikoreich ist, denn Nichtstun ist für die körperliche und geistige Fitness Gift. Muskeln, Sehnen, Bänder und Gelenke müssen täglich trainiert werden. Auch unser Gehirn ist trainierbar, es möchte gefordert werden und freut sich, auch im hohen Alter noch Neues zu erlernen.

Wird ein Gehirn gefordert, dann bildet es ständig neue Nervenverbindungen. Wird es dagegen nicht mehr ausreichend beansprucht, wird es sich zurückbilden, Nervenzellen sterben ab und es schrumpft. Dies ist ein überaus sinnvoller Vorgang, schließlich verbraucht das Gehirn eine Menge Energie. Gehirnforscher haben daher bezogen auf unsere Nervenzellen folgende Devise: *Use it, or lose it* – **Benutze sie, oder verliere sie.**

Das Geheimnis liegt im Erlernen von Neuem, also in der Abwechslung. Das tägliche Kreuzworträtsel oder Sudoku wird irgendwann zur Routine, das Gehirn wird mit der Zeit zu wenig gefordert, braucht also weitere Herausforderungen.

Mit Qigong-Übungen trainieren Sie neben dem Körper auch Ihren Geist.

Übung: Überkreuzbewegung

- Überkreuzbewegungen aktivieren beide Gehirnhälften. Je langsamer und bewusster Sie trainieren, desto besser verschalten sich diese.
- Wenn möglich im Stehen ausführen. Die Übung ist aber auch auf dem Stuhl oder im Liegen durchführbar.
- Ziehen Sie ein Knie hoch und bringen Sie es mit dem Ellenbogen des angewinkelten Arms der anderen Seite zusammen: also das rechte Bein mit dem linken Ellenbogen und umgekehrt.
- Beginnen Sie mit täglich acht Bewegungen je Seite. Nach ein paar Wochen können Sie dann ca. 16-mal wiederholen.

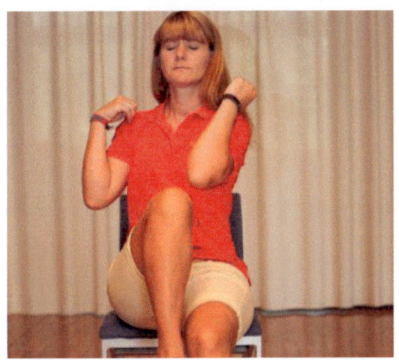

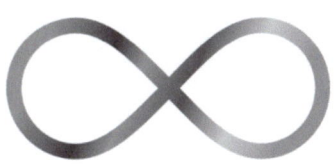

Gehirn- und Augentraining

Die Achterbahn (Augenachten)

Das Augenachten ist eine Übung aus der Kinesiologie und verbessert die Koordination zwischen beiden Gehirnhälften. Sie stärkt somit die Gehirnfunktionen, bringt die Augenenergie wieder in die Balance und trainiert die Augenmuskulatur. Wenn Sie ohne Brille üben, hat dies den Vorteil, dass Sie Ihren Horizont erweitern. Sie haben die Möglichkeit, weit zu den Seiten zu schauen, in Bereiche, die im Brillenalltag verborgen bleiben.

- Strecken Sie den linken Arm nach vorne, den Daumen nach oben gerichtet, etwa in Augenhöhe.
- Beginnen Sie die Achterbahn (liegende Acht) von der Mitte ausgehend nach links oben.
- Während Sie nun ganz langsam Achten in die Luft zeichnen, soll der Kopf nicht mitbewegt werden. Nur die Augen schauen auf den Daumen. Wiederholen Sie dies achtmal.
- Dann mit dem rechten Arm, achtmal (auch nach links oben beginnen).
- Zuguterletzt die Hände falten und mit beiden Armen die liegende Acht in die Luft zeichnen (achtmal, nach links oben beginnen).

Palmieren – Energiezufuhr für die Augen

Diese Übung ist eine Wohltat für Ihre Augen und den Geist. Machen Sie es wie die berühmten drei Affen, die Augen, Ohren und Mund zuhalten. Es tut gut, nichts mehr sehen zu müssen. Machen Sie „Augenpflege" und schalten Sie ein paar Minuten lang ab.

- Sie sitzen bequem auf dem Stuhl und reiben die Hände aneinander, bis sie warm sind.
- Bedecken Sie Ihre Augen wie zwei Schalen mit den warmen Handflächen, ohne dabei Druck auszuüben.
- Suchen Sie sich eine möglichst bequeme Körperhaltung aus. Entspannen Sie sich.
- Lassen Sie sich mindestens fünf Minuten lang Zeit. Üben Sie das Nichtstun.
- Gestatten Sie Ihren Augen eine Auszeit und genießen Sie die Dunkelheit.
- Atmen Sie ganz ruhig und gleichmäßig.
- Entspannen Sie Ihr Gesicht und lächeln Sie.

Palmieren

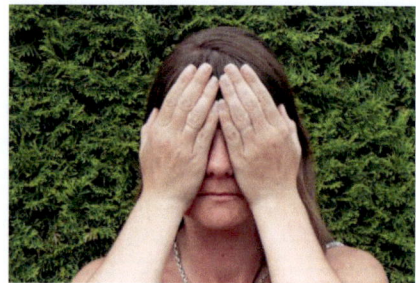

- Nehmen Sie eine positive und optimistische Haltung ein. Stellen Sie sich vor, dass Sie jung, gesund und schön sind. Danken Sie Ihren Augen, dass sie Ihnen gutes Sehen ermöglichen.

Weitere Informationen zu dem Thema finden Sie in meinem Buch: Besser sehen mit Qigong, ISBN: 978-3-73573-840-0

Nenne dich nicht arm,
weil deine Träume nicht in Erfüllung gegangen sind;
wirklich arm ist nur,
wer nie geträumt hat.
(Marie von Ebner-Eschenbach)

Besserer Blut- und Qi-Fluss ist die Grundlage für Gesundheit und Wohlbefinden

Das Herz und der Blutkreislauf haben bei chinesischen Ärzten einen hohen Stellenwert. Das Blut nennen sie „flüssiges Selbst", weil es die „Seele" in jede Zelle des Körpers schickt. Materiell betrachtet bringt das Blut die im Darm aufgenommenen Nährstoffe bis in die kleinste Körperzelle. Die Energie aus der Nahrung (Vitamine, Mineralstoffe, Spurenelemente usw.), aber auch Medikamente oder Heilkräuter gelangen über das Kreislaufsystem und das Blut an ihr Ziel. Neben dem Lymphsystem besorgt das Blut außerdem den Abtransport von nicht mehr benötigten Abfallprodukten aus dem Zellstoffwechsel. Ein guter Blutfluss ist deshalb die Voraussetzung für unsere körperlich-geistige Gesundheit und unser Wohlbefinden. Ein schlechter Blutfluss hat aus diesen Gründen immer eine Mangelversorgung von Nährstoffen und Sauerstoff sowie eine schlechte Entgiftung zur Folge.
Um den Körper optimal mit Lebenskraft zu versorgen, sind alle Maßnahmen gut, die den Blutfluss anregen. Wichtig ist vor allem viel Bewegung in frischer Luft, denn dies sorgt auch für eine bessere Qi- und Sauerstoffversorgung. Sauerstoff zusammen mit Qi ist unsere wichtigste Energiequelle. Und das Beste daran: Beides hat null Kalorien, macht also nicht dick. Im Grunde ist jede Sportart im Freien gut, nur empfehle ich Menschen ab der Lebensmitte vor allem Qigong, da diese Bewegungskunst den Körper nicht überfordert. Auch Kneipp-Bäder, Massagen, Bürstenmassagen und Ähnliches regen den Blutfluss an und besserer Blutfluss hat eine bessere Gesundheit zur Folge. Probieren Sie doch einmal die nun folgende einfache, aber sehr wirkungsvolle Selbstmassageübung aus, Sie werden sich danach sehr angenehm durchwärmt und wohl fühlen.

Mit Freundlichkeit und Liebe
vermag man sogar einen Elefanten
an einer dünnen Schnur leiten.
(Zhu-Xi)

Arme, Hände, Beine und Füße verwöhnen

Zum besseren Verständnis vorab noch eine kleine Einführung in die Welt der Meridiane. Die Meridiane sind unsere Lebensadern. Sie bilden ein komplexes System, welches alle Körperteile und Organe miteinander verbindet. Die 12 Hauptmeridiane beginnen oder enden in den Füßen oder Händen. Sie sind mit unseren Organen verbunden und sind daher auch nach ihnen benannt.

Die 12-paarigen Primärmeridiane tragen folgende Namen:
- Lungenmeridian
- Dickdarmmeridian
- Magenmeridian
- Milzmeridian
- Herzmeridian
- Dünndarmmeridian
- Blasenmeridian
- Nierenmeridian
- Perikardmeridian
- Dreifacher Erwärmermeridian
- Gallenblasenmeridian
- Lebermeridian

Daneben gibt es noch die sogenannten außerordentlichen Meridiane, welche nicht an bestimmte Organe gebunden sind:
- Ren-Meridian
- Du-Mai-Meridian (auf der Wirbelsäule)

Da sich auf diesen Meridianen die meisten Akupunkturpunkte befinden, die wiederum in Verbindung stehen mit allen Organen und Körperteilen, hat die Stimulation durch kneten, klopfen und streichen eine positive Auswirkung auf den gesamten Organismus.

Es gibt keine schlechten Tage,
wenn du lebst ist jeder Tag ein guter Tag.
(Zen-Weisheit)

Meridian-Massage-Übung:
Kneten – Klopfen – Streichen

Diese Übung wird in drei Übungsschritten durchgeführt:
1. Kneten (Wirkungsebene: Bindegewebe, Lymphe)
2. Klopfen (Wirkungsebene: Blutbahnen)
3. Streichen (Wirkungsebene: Meridiane)

- Setzen Sie sich auf die vordere Stuhlkante, die Füße schulterbreit auf dem Boden.
- Die Hände mit den Handflächen nach oben gerichtet entspannt auf die Oberschenkel legen.
- Schließen Sie kurz die Augen, entspannen Sie Ihr Gesicht, lächeln Sie.
- Reiben Sie Ihre Handflächen warm.
- Reiben Sie Ihren Lendenbereich warm.

1. Kneten des Armes
- Mit der rechten Hand die Innenseite des linken Armes massieren.
- Vom linken Schultergelenk bis zur Handinnenfläche, dann die Handfläche nach unten drehen, den Handrücken, den Arm außen hoch bis zu der Schulter massieren.

2. Klopfen
- Die linke Hand wieder mit den Handflächen nach oben entspannt auf den Oberschenkel legen.
- Mit der rechten Hand die Innenseite des linken Armes klopfen.
- Vom linken Schultergelenk bis zur Handinnenfläche, dann die Handfläche nach unten drehen, den Handrücken, den Arm außen hoch bis zur Schulter klopfen.

3. Streichen
- Die linke Hand wieder mit den Handflächen nach oben entspannt auf den Oberschenkel legen.
- Mit der rechten Hand den linken Arm sanft streichen.
- Vom linken Schultergelenk bis zur Handinnenfläche, dann die Handfläche nach unten drehen, den Handrücken, den Arm außen hoch bis zur Schulter streichen.

4. **Die drei Übungen mit dem rechten Arm durchführen.**

5. **Kneten des Beines**
- Mit beiden Händen das linke Bein massieren.
- Die Außenseite des Beines, vom linken Hüftgelenk aus, nach unten zum Fuß. Den Fuß massieren, die Innenseite des Beines hoch.

6. **Klopfen**
- Mit beiden Händen das linke Bein klopfen.
- Die Außenseite des Beines, vom linken Hüftgelenk aus, nach unten zum Fuß. Den Fuß klopfen, die Innenseite des Beines hoch.

7. **Streichen**
- Mit beiden Händen das linke Bein streichen.
- Die Außenseite des Beines, vom linken Hüftgelenk aus, nach unten zum Fuß, dann die Innenseite des Beines hoch.

8. **Die drei Übungen mit dem rechten Bein durchführen.**

9. **Entspannen**
- Die Füße wieder schulterbreit auf den Boden stellen.
- Entspannen Sie Ihr Gesicht, lächeln Sie, entspannen Sie die Beine und Füße.
- Spüren Sie ein paar Minuten lang in Ihre Arme, Hände, Beine und Füße.
- Genießen Sie den entspannten Zustand und das angenehme Wärmegefühl im ganzen Körper.

Jeder Augenblick ist flüchtig und vergänglich.
Der vergangene Augenblick kann nicht bewahrt werden,
wie schön er auch gewesen sein mag.
Der zukünftige Augenblick kann nicht eingefangen werden,
wie erstrebenswert er auch sein mag.
Doch der Geist will dem Fluss der Zeit unbedingt Einhalt gebieten.
Gefangen an die Erinnerung der Vergangenheit
und übervoll von Wunschvorstellungen für die Zukunft,
ist er blind für die Wahrheit des gegenwärtigen Moments.
Wer den Geist befreien kann,
wird das TAO zu seinen Füßen entdecken
und die Klarheit ist zum Greifen nah.
(Laotse)

Die Macht der Gedanken, der Worte und des Glaubens

Worte sind das stärkste Rauschgift,
das der Mensch verwendet.
(Rudyard Kipling)

Der Körper reagiert auf alle Gedanken. Jedes Wort, ob gelesen, gehört oder gedacht, beeinflusst unser Handeln. Jeder Gedanke beeinflusst unser Gefühl und hat Auswirkungen auf unsere Gesundheit. Achten Sie deshalb auf Ihre Gedanken und Ihre Worte. Eine tiefgreifende Wirkung haben auch unsere Glaubenssätze. Das, was ich glaube, hat nicht unbedingt etwas mit der Kirche zu tun, es sind die meist unbewussten Prägungen aus der Kindheit, die bis heute Wirkung zeigen.

Sie alle kennen die beiden Bibelzitate *„Dir geschehe nach deinem Glauben"* und *„Der Glaube versetzt Berge"*. Unzählige Philosophen in Ost und West haben sich seither mit diesem Thema beschäftigt und die Richtigkeit bestätigt. Die moderne Psychotherapie geht davon aus, dass wie bei einem Eisberg die Glaubenssätze und Überzeugungen tief unten in unserem Unterbewusstsein verankert sind und uns lebenslang beeinflussen. Es sei denn, wir bringen Licht in das Dunkel, erkennen und bearbeiten diese.

Ihr Glaube an die Verbesserung von körperlichen und seelischen Beschwerden durch das regelmäßige Praktizieren von Qigong ist z. B. ein wichtiger Schritt zur Gesundheit.

Jeder Gedanke ist Energie und jeder Gedanke hat Schöpferkraft, ob positiv oder negativ. Deshalb sind negative Gedanken (wie Ängste, Sorgen, Grübelei, Traurigkeit usw.) während des Qigong-Trainings fehl am Platz. All diese negativen Emotionen blockieren den freien Fluss des Qi. Positive Gedanken (freud- und liebevoll) entspannen und aktivieren die Selbstheilungskräfte. Gewöhnen Sie sich an, unbeschwert in Freude und Leichtigkeit zu trainieren. Wenn problembehaftete Gedanken kommen, vertrösten Sie diese auf einen späteren Zeitpunkt und ersetzen Sie diese durch schöne Gedanken.
Vielleicht fragen Sie sich nun: „Ist das dann nicht alles Einbildung?" Ja, das ist es, kann ich nur antworten, aber Einbildung

(die Vorstellung) ist die stärkste Seite des menschlichen Geistes. Die gesamte Zivilisation beruht auf der Fähigkeit, sich etwas vorzustellen. Alles was existiert, wurde zuerst einmal erdacht und geplant, bevor es materiell verwirklicht wurde. Genauso hat auch jede Verbesserung Ihres eigenen Lebens ihren Anfang in Ihrem Inneren. Indem Sie sich das Gewünschte lebhaft ausmalen, aktivieren Sie damit Ihre schöpferischen Geisteskräfte. Sie sollten sich deshalb auf das Gute und Schöne konzentrieren, anstatt auf das Gegenteil.

Wichtig zu wissen:
- In Ihrem Kopf hat immer nur ein Gedanke Platz. Entweder ist er liebevoll und aufbauend oder lieblos und zerstörend. Beides zusammen geht nicht. Aber Sie haben immer die Wahl, Ihre Gedanken in eine positive und konstruktive Richtung zu verändern.
- Was Sie heute denken, bestimmt Ihre Zukunft. Die Gedanken und Gefühle von heute sind die Samenkörner für die kommenden Jahre. Wer jetzt Bohnen sät, kann später nur Bohnen ernten. Wenn Sie dauerhaft glücklich und zufrieden leben möchten, müssen Sie bereits heute gute (liebevolle) Samen säen, so einfach ist alles.

Die Kraft des Gedankens
ist unsichtbar wie der Same,
aus dem ein riesiger Baum erwächst;
sie ist aber der Ursprung
für die sichtbaren Veränderungen
im Leben der Menschen.
(Leo Tolstoi)

Nutzen Sie die stärkste Heilkraft
im Universum

Liebe ist Medizin, die in der Lage ist, alle Krankheiten zu heilen, denn sie ist mehr als nur ein gutes Gefühl. Liebe ist die größte Kraft im Universum. Während negative Gefühle – wie Hass, Angst, tiefe Schuldgefühle und Sorgen – Körperzellen negativ beeinflussen und Krankheiten verursachen, so erzeugt der Organismus bei Gedanken der Liebe heilende Veränderungen im Körper. Menschen, die in der Lage sind, ihre Liebe frei auszudrücken, sind gesünder, altern langsamer und haben eine bessere Ausstrahlung als verbitterte Personen. Liebende Gedanken fördern das Leben, harmonisieren, was im Körper sowie in den Beziehungen zu anderen Menschen aus dem Lot geraten ist, sie verstärken Frieden und Freude auf dieser Welt.

Immer wenn wir uns liebevoll mit etwas beschäftigen, tragen wir zu dem Gedeihen bei. Wenn wir uns liebevoll um unsere Kinder, Lebenspartner, Freunde oder die Blumen auf der Fensterbank kümmern, dann wird dies Früchte tragen. Wenn wir liebevoll und achtsam Qigong praktizieren, sorgen wir nicht nur für unser persönliches Wohlergehen, sondern wir leisten damit auch einen wertvollen Dienst für das große Ganze.

Alles was in Liebe geschieht, wirkt aufbauend und heilend. Deshalb kann ich Ihnen nur wärmstens ans Herz legen, das tägliche Training achtsam sowie liebevoll lächelnd zu absolvieren. Qigong ist kein Leistungssport, der „durchgezogen" werden muss. Wenn Sie z. B. unter Wirbelsäulenproblemen leiden und sich ab heute täglich liebevoll um Ihre Wirbelsäule kümmern, kann sich dies nur positiv auf Ihre Wirbelsäule auswirken. Denken Sie daran: Sie ernten stets das, was Sie selbst gesät haben. Wenn Sie Liebe säen, werden Sie Liebe ernten.

- Behandeln Sie sich selbst mit mehr Liebe und Respekt, indem Sie Ihren eigenen Körper nicht mehr mit Zigarettenqualm, Alkohol sowie anderen Drogen vergiften oder mit minderwertiger Nahrung schwächen.
- Die Liebe ist die beste und wirkungsvollste Medizin von allen – sich selbst und andere zu lieben bewirkt wahre Wunder.
- Geben Sie mehr Liebe – man wird Sie liebenswerter finden.
- Lieben Sie Ihr Leben und Sie werden vom Leben geliebt.

- Lieben Sie all das, was Sie bereits haben und Sie werden zufriedener sein mit dem, was Sie bereits besitzen.
- Bringen Sie sich selber mehr Liebe und Wertschätzung entgegen – Sie werden glücklicher und gesund.
- Jede Verbesserung Ihres Lebens hat ihren Anfang in Ihrem Inneren. Indem Sie sich das Gewünschte lebhaft ausmalen, aktivieren Sie damit Ihre schöpferischen Geisteskräfte. Sie sollten sich deshalb stets auf das Gute und Schöne konzentrieren, anstatt auf das Gegenteil.

Konzentriere dich in deinem kurzen Leben auf wesentliche Dinge und lebe mit dir und der Welt in Frieden.
Sorge dafür, dass die Menschen dich lieben, solange du lebst.
Bald werden wir den letzten Atemzug tun;
solange wir aber atmen, solange wir unter Menschen weilen,
wollen wir uns Menschlichkeit zur Pflicht machen.
(Seneca)

Die Liebes-Meditation

Das beste Heilmittel liegt in der Kultivierung Deines Selbst.
(Chou Lan Li)

Viele verschiedene Qigong- und Entspannungsübungen sowie Meditationsformen habe ich inzwischen ausprobiert, aber viele dieser Methoden erwiesen sich nicht als alltagstauglich. Oftmals waren sie zu kompliziert, zu zeitaufwändig oder schlecht in den Alltag integrierbar. Und da ich von Natur aus ein fauler Mensch bin, haben mich immer die einfachsten Dinge fasziniert. Genial einfach ist die nun folgende Liebes-Meditation, die ich selber sehr oft praktiziere. Sie ist die beste Übung zur Erhöhung der eigenen allumfassenden Liebesfähigkeit. Machen auch Sie es sich zur Gewohnheit und konzentrieren Sie sich täglich ein paar Minuten auf die Liebe. Dadurch wird sich das ganze Leben positiv entwickeln, nicht nur Ihr eigenes, sondern auch das Ihres Umfeldes.

- Sorgen Sie dafür, dass Sie in den nächsten fünfzehn Minuten ungestört bleiben.
- Setzen Sie sich ganz bequem und aufrecht auf einen Stuhl, die Füße fest auf dem Boden, die Augen geschlossen.
- Entspannen Sie Körper und Geist. Lassen Sie alle Alltagsgedanken ziehen, ohne sie festzuhalten.
- Konzentrieren Sie sich nun ganz auf Ihren Atem, wie er langsam und gleichmäßig durch die Nase ein- und ausfließt.
- Mit jedem Ausatmen wird die Entspannung größer und tiefer.
- Entspannen Sie ganz bewusst die Gesichtszüge, lächeln Sie so, wie Sie einem geliebten Menschen zulächeln.
- Konzentrieren Sie sich nun ganz auf das Wort Liebe. Kein anderes Wort, kein anderer Gedanke hat nun mehr Platz in Ihrem Denken.
- Atmen Sie mit jedem Atemzug das Wort Liebe ein.
- Jeder Atemzug erfüllt den Körper und den Geist mit neuer liebevoller Energie.
- Alle Organe, jeder Körperteil ist erfüllt von dieser heilenden Energie der Liebe.
- Lieben Sie Ihren Körper so, wie er ist, und führen Sie mit jedem Atemzug neue Liebe hinzu.
- Körper und Geist werden ganz hell und klar, erfüllt von heilender, liebevoller Energie.
- Sie sind glücklich und vollkommen gesund.
- Genießen Sie diesen Zustand, solange Sie mögen.
- Wenn Sie das Gefühl verspüren, die Übung beenden zu wollen, tun Sie das mit dem Bewusstsein, dass Sie etwas von dieser Liebe und Harmonie in den Alltag mitnehmen.
- Bewegen Sie den Körper wieder. Räkeln Sie sich auf dem Stuhl. Heben Sie die Arme, atmen Sie dabei ganz tief ein und aus. Strecken Sie sich, öffnen Sie die Augen und nehmen Sie die Umgebung wahr.

Seien Sie sich dessen bewusst, dass Sie nun nicht mehr die gleiche Person sind wie vor der Meditation. Sie sind nun liebevoller, ausgeglichener und heiler als zuvor. Praktizieren Sie diese Übung so oft, wie möglich, am besten täglich, frühmorgens, wenn der Tag noch jung ist und Sie ausgeschlafen sind. So erhalten Sie neue Power und Schwung für den ganzen Tag.

„Das Leben meistert man lächelnd oder überhaupt nicht.
(Chinesische Weisheit)

Der Autor:

Gerhard Müller erlernte den Beruf Stahlgraveur. Ein berufsbedingtes Rückenleiden stellte ihn vor über zwanzig Jahren vor die Wahl, entweder den Beruf aufzugeben oder einen Ausgleich zu finden, um den einseitigen Belastungen am Arbeitsplatz entgegenzuwirken. Die langjährigen ärztlichen Therapien waren nicht zufriedenstellend, denn nach ein paar Tagen war alles wieder beim Alten.

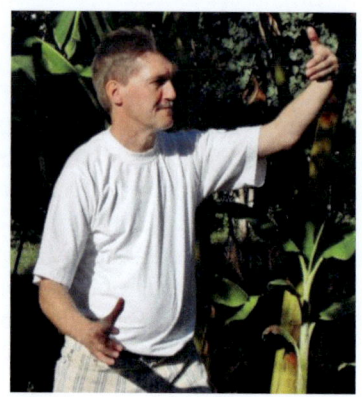

Gerhard Müller sammelte Erfahrungen in verschiedenen Bereichen der Körperarbeit wie Qigong, Tai Chi, Yoga, die Fünf Tibeter, Autogenes Training, Muskelentspannung nach Jakobson usw. und konnte sich erfolgreich mit einer Qigong-Übungsserie, die er seither weiterentwickelt hat, selbst heilen. Angespornt von dem Erfolg konnte er bei Qigong-Meister Liu (München) und Frau Wang Li (Bad Münstereifel) zwei kompetente Ausbilder zum Qigong-Lehrer finden. Seit 2006 arbeitet er hauptberuflich als Qi Gong-Lehrer in eigener Praxis sowie in Zusammenarbeit mit Ärzten, Heilpraktikern und Kurhäusern.

Schwerpunkt seiner Tätigkeit ist die Arbeit mit Menschen, die an langjährigen chronischen Verspannungen des Rückens sowie des Schulter-Nackenbereiches leiden. Darüber hinaus leitet er Seminare und Workshops zu den Themen Ernährung nach den Fünf Elementen, Wildkräuterwanderungen und Kochen mit Wildkräutern.

Buchtipps

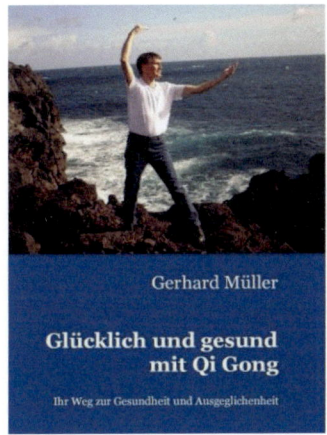

Glücklich und Gesund mit
Qigong, 176 Seiten, 19 Euro
ISBN: 978-3-8370-2040-3

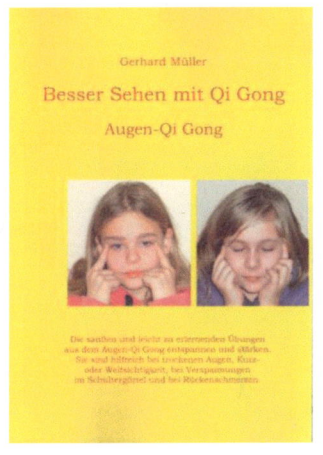

Augen-Qigong
84 Seiten, 9 Euro
ISBN: 978-3-73573-840-0

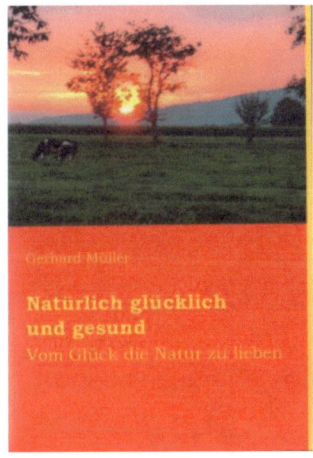

Natürlich glücklich und gesund – Gesundheit ohne Medikamente aus dem Che-
mielabor, 216 Seiten, 19 Euro
ISBN: 978-3-8370-3996-2

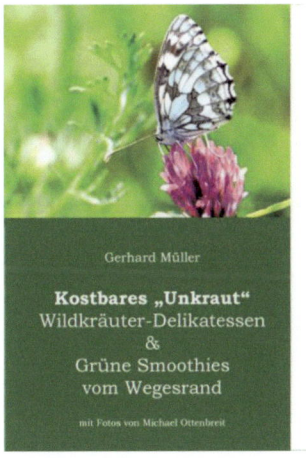

Kostbares „Unkraut"
und Grüne Smoothies
64 Seiten, 9 Euro
ISBN: 978-3-7322-5371-5

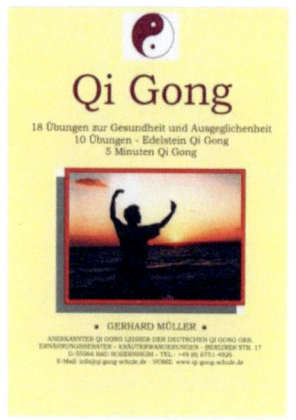

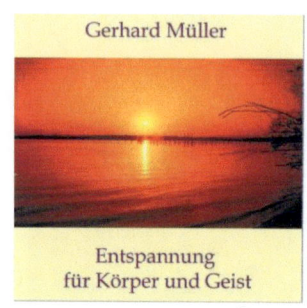

DVD – 18 Übungen zur Gesundheit und Ausgeglichenheit
& 5 Minuten Qigong
& Edelstein-Qigong. 19 Euro
Nur beim Autor erhältlich

CD – Entspannung für Körper und Geist
Laufzeit: 42:23, 12 Euro
Nur beim Autor erhältlich

Bezugsadresse

* GERHARD MÜLLER *
QIGONG LEHRER
ERNÄHRUNGSBERATER
WILDKRÄUTERWANDERUNGEN
BERLINER STR. 17
D-55566 BAD SOBERNHEIM
www.qi-gong-schule.de

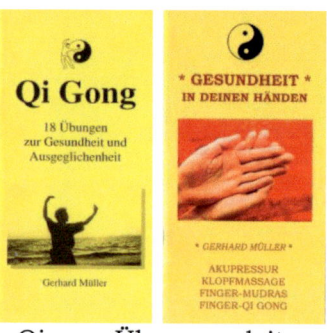

Qigong-Übungsanleitung
Broschüre, 28 SW-Seiten
4 Euro

Finger-Qigong-Anleitung
Broschüre, 20 SW-Seiten
3,50 Euro
Nur beim Autor erhältlich